U0803008

国家出版基金项目
NATIONAL PUBLICATION FOUNDATION

基于器官系统的 PBL 案例丛书

疾病机制模块、消化与营养模块和机体平衡模块 PBL 案例

丛书主编　边军辉

丛书副主编　林常敏　陈海滨　张忠芳　辛　岗

丛书秘书　孙绮思　洪　舒

分册主编　林润华　刘淑慧　高分飞

分册副主编　李晓昀　张　莹　彭炎强　林少达　陈海滨　刘淑岩

分册编委（按姓名汉语拼音排序）

边军辉　陈海滨　高分飞　李春燕　李吉林
李晓昀　林常敏　林润华　林少达　刘淑慧
刘淑岩　龙　廷　彭炎强　吴　凡　肖　玲
余汉光　张国红　张　莹　张忠芳

分册学生编委（按姓名汉语拼音排序）

陈婉洁　陈晓芬　陈　扬　黄梓键　纪映文
江诗妍　李光蕾　李彦颐　梁铭进　林泽获
刘春生　刘喆汇　王梓瀚　谢梓彬　徐　佳
张品哲　周桂楠　周浩锋

北京大学医学出版社

JIBING JIZHI MOKUAI、XIAOHUA YU YINGYANG MOKUAI HE JITI PINGHENG MOKUAI PBL ANLI

图书在版编目（CIP）数据

疾病机制模块、消化与营养模块和机体平衡模块 PBL 案例 / 林润华，刘淑慧，高分飞主编 . — 北京 : 北京大学医学出版社，2020.8

（基于器官系统的 PBL 案例丛书 / 边军辉主编）

ISBN 978-7-5659-2211-4

Ⅰ . ①疾… Ⅱ . ①林… ②刘… ③高… Ⅲ . ①内科—病案—医学院校—教材 Ⅳ . ① R5

中国版本图书馆 CIP 数据核字 (2020) 第 108432 号

疾病机制模块、消化与营养模块和机体平衡模块 PBL 案例

分册主编：林润华　刘淑慧　高分飞
出版发行：北京大学医学出版社
地　　址：（100083）北京市海淀区学院路 38 号　北京大学医学部院内
电　　话：发行部 010-82802230；图书邮购 010-82802495
网　　址：http：//www.pumpress.com.cn
E－mail：booksale@bjmu.edu.cn
印　　刷：北京信彩瑞禾印刷厂
经　　销：新华书店
责任编辑：赵　欣　　责任校对：靳新强　　责任印制：李　啸
开　　本：787 mm × 1092 mm　1/16　　印张：16.75　　字数：343 千字
版　　次：2020 年 8 月第 1 版　2020 年 8 月第 1 次印刷
书　　号：ISBN 978-7-5659-2211-4
定　　价：125.00 元

丛书序

现代医学教育伴随着医学科学的发展和人类认知理论的进步而快速发展。在医学教育领域，教育学对人的学习和认知发展的研究理论——行为主义、认知主义和建构主义理论一直影响着医学教育的过程和结果。

近年来，医学教育改革基于医学学科的发展和教育学的进步，方兴未艾，如火如荼。医学教育从之前的以学科为中心的模式，逐渐转变为以器官系统为中心的模式，这已成为新时代医学教育改革的标志之一。似乎在“时髦”的词语中，医学教育中唯以器官系统为中心才能称之为“医学教育改革”。然而，我们应该清楚地认识到，医学知识的呈现方式以及学生获取并掌握知识的多少和质量，其实并无直接的关联，知识的构建方式才是更重要的过程。

所谓的以学科为中心的课程体系和以器官系统为中心的课程体系均属于知识的呈现方式，所不同的主要在于呈现的角度而已。讨论式教学和案例互动教学则是从学生知识构建的角度出发，着眼于学生知识体系的搭建，这才是未来学生构建自主学习、主动学习和终身学习能力的基础。优化知识的呈现体系，同时加强知识构建体系的改革，才能从知识和能力的层面上帮助学生构建起“网格化”（可以理解为以学科为中心课程的横向模式与以器官系统为中心的纵向模式基础上的整合交叉）的理论和实践知识体系。PBL 正是在知识呈现体系基础上，针对知识构建的教学改革，显然是有利于学生的成长和知识的融会贯通。

PBL 案例的最高境界是来源于临床实践，并加以整理完善。其中包含了建构主义理论指导下的教育思想和理念，包含了结果导向的教育设计，包含了胜任力的目标要求。其在医学教育教学中的重要价值不可小觑。

由于医学科学的复杂性，以何种方式高效率、高水平地传递知识并使学生掌握和应用于医疗实践显得至关重要。

多年来，汕头大学医学院采用多种方式培训 PBL 导师，导师们将经验总结成案例，并加以细致打磨，形成独具特色的 PBL 案例集，着实为已经非常活跃的医学教育领域增加了新的素材；更主要的是，为医学生的学习提供了源于临床实践，同时又升华至理论高度的案例资源，尤其值得欣慰；此外，也为高校教师理解 PBL 和使用 PBL 进行互动式教育，提供了很好的借鉴。

我高兴地推荐本案例从书，并乐意一起学习，进一步推动医学教育领域的学习革命。

北京大学医学部副主任
全国医学教育发展中心常务副主任
2020.6.30

丛书前言

2005年的一天，温家宝总理看望了著名物理学家钱学森，与他谈到教育问题时，钱先生说：“这么多年培养的学生，还没有哪一个的学术成就能够跟民国时期培养的大师相比。为什么我们的学校总是培养不出杰出的人才？”这就是广为人知的“钱学森之问”。这一问题本身就十分重要，因为在日益全球化的今天，国家之间的竞争是杰出人才之间的竞争，说到底就是各国教育质量之间的竞争。因此，找到解决这一问题的有效方法更为关键，这关系到民族的前途和命运。

从2002年起，汕头大学医学院就开始实行医学教育的大胆改革，率先打破传统医学学科间的界限，建立了以人体器官系统为基础的整合课程体系。经过多年的实践，这一代表“以学生为中心”现代教育理念的措施和成效在2009年获得了教育部临床医学专业认证专家的认可。学院师生更是再接再厉，在全英文授课的医学教育在国内普遍前途惨淡的背景下，创建全英文授课班，引入美国执业医师资格考试（United States Medical Licensing Examination，USMLE），有效地扩大教育国际化的规模，在病理、临床技能、教师培训等领域创新，于2014年获得国家级教育成果一等奖。

中国的教育必须通过改革才能摆脱“钱学森之问”的局面。随着科技日渐进步和知识更新步伐的加快，学生了解和记忆知识已经不再是教育所追求的目标。培养具有深度学习、提出和解决问题能力，兼具岗位胜任力和创新能力的学生才是现代教育的宗旨。学校必须放弃将毕业生的知识水平、考试成绩作为衡量教育产出的一贯做法，而要将教育的长远效果——毕业生的潜力、职业素质和终身学习能力——作为最准确的衡量标准。因为前者是技术学校的目标，而后者才是能培养出大师的高水平大学的目标。

汕头大学医学院决心举办“主动学习班”，吸取国外先进医学院校（如加拿大 McMaster 大学）的成功经验，让医学生能有机会选择问题导向学习（problem-based learning，PBL）方式，在教师的辅导下，利用生活及临床的情景作为案例进行深度学习，培养学生自主学习、独立分析、有效沟通能力和团队精神。新教学大楼配备的符合 PBL 理念的优质设施也为这一教育改革措施的成功奠定了基础。

据我所知，在中国的医学院校中这是个创举。首先我必须感谢拥有“国家教育兴亡，你我匹夫有责”勇气和专业精神的各位同事，也特别感谢在亚太地区推广 PBL 理念和实践多年、获得同行尊重的关超然教授为我们把脉和指导。我更要感谢那些愿意加入“主动学习班”的同学，因为他们将为中国医学教育的发展提供最直接的数据和宝贵的经验。

即使在国外，PBL 案例也是每个学校的“传家宝”，轻易不肯示人，也因为大家对 PBL 案例的认知是，一旦传到学生手中，案例将失去教学功能。PBL 案例如此“难产”，如此宝贵，基于器官系统模块的 PBL 案例集更是稀罕，我们该如何珍藏这批“宝贝”呢？受关超然教授撰写的案例编写著作——《问题导向学习（PBL）平台之建构——案例设计、撰写技巧、参考实例与审核机制》大受欢迎的启发，核心小组讨论后决定：我们公开分享它们。

——“汕头大学是中国教育试验田。”

——“汕头大学医学院应该为中国的医学教育发展贡献她的力量。”

这是汕头大学的使命，也是我们给主动学习班学生做的最好的榜样。

“钱学森之问”是个重要问题。令人振奋的是，汕医师生将通过“问题导向学习”，为破解这一问题找到有效的解决办法。

边军辉

汕头大学医学院原执行院长

丛书编写思路

汕头大学一直致力于引入国际先进的教育理念和教学模式，被誉为“中国教育改革试验田”。在医学教育方面，继 2002 年打破传统基于学科的课程模式后，汕头大学医学院（以下简称汕医）没有停下探索的脚步，在人才培养模式上又提出新的问题：中国医学生是否可以打破传统“填鸭式”教育模式，推行“问题导向学习”模式？为此，汕医人进行了 10 余年的准备，最后于 2015 年开设“主动学习班”。在这个过程中，汕医聘请了关超然教授为资深教育顾问，协助构建了完善的 PBL 导师培训流程和管理制度，先后培养了 100 多位 PBL 带教小组老师，也产生了一批高质量的 PBL 案例。随着主动学习班课程的推进，每个模块都开发了与课程相应的 PBL 案例，以上努力为“主动学习”理念的实践奠定了基础。在实践过程中，师生的教与学理念发生了巨大变化，感受到“主动学习”的巨大魅力。

我在一个偶然的机会与后来任本丛书责任编辑的赵欣主任谈起，由此产生了组织这套“基于器官系统的 PBL 案例丛书”的想法。这个想法很快得到模块负责人毫无保留的支持。他们还从使用者的角度，提出在一部分案例后加入 PBL 带教前、带教后会议记录以及学生使用反馈、使用结果。通过参与带教会议老师畅所欲言的“絮叨”，使不熟悉 PBL 模式的教师拿到书后，也可以没有任何障碍地组织教师、学生使用这些案例，少走我们走过的弯路，躲过实施 PBL 过程中的“坑”。通过“PBL 课后学生对案例的反馈”，读者可以跳出教师视野的局限性，审视学生视角下课程的实施效果及学生的学习感受，这在传统教学模式中常被我们忽略，但将是改革医学教育的一个重要抓手。模块负责人的支持给了我们莫大的信心，要知道，撰写一个好的 PBL 案例有时候需要几个月甚至数年的打磨，而且，案例出版后，模块负责人很可能需要重新组织新案例供学生使用，所以，模块负责人、各个案例作者们的这个决定是非常慷慨而且富于奉献精神的，这何尝不是汕医精神呢！

经过十几年的探索和实践，器官系统整合模块课程体系逐步完善。本书第二～五册（注：册序见封底）是基于课程整合后形成的10个课程模块的PBL案例，模块排列顺序基本与学生学习顺序相同。其中，大部分案例都是临床常见病、多发病，但也有少量是罕见病，目的在于匹配课程模块具体的学习目标，还可让学生看到他们在教科书、考核中都不会遇到的疾病，以及这些罕见病患者和家庭的境遇。第六册是学生版案例合集，设计这一册的初衷是使读者，不论是教师还是学生，都可以在课前撕下当天讨论的一幕，而不会透露后面剧幕的剧情。第一册是PBL理念和教师培训，将汕医在主动学习实验班建立初始如何为老师们引入全新的教学理念，如何一步步将老师们从新手培训成能够熟练将此理念贯穿教学全程的过程，一一用文字描述出来。而丛书所配套的视频教程，则是将PBL理念、实施过程、评价方式精心表现出来，丰富了理念和实操的传达维度。

如果说PBL案例集是汕医领导层、培训者、全体教师努力的结晶，那么，丛书整理过程中“主动学习班”学生编委的加入则是水到渠成的，是这个人才培养模式必然的结果。从“主动学习班”建立第一天起，时任执行院长边军辉教授即提出“为每一个学生提供用脑、用手、用口、用心的机会”的理念。对于主动学习班的学生，老师们的共识是抓住各种可能的机会让学生参与教与学的所有过程，在实践中培养学生终身学习、团队合作、领导力等岗位胜任力。为此，丛书编写过程中我们邀请了2015和2016级主动学习班学生加入，学生编委的主要任务是整理他们学习过的案例学习目标、从学生角度进行案例评价和书写使用感想。类似这样的实践模式在主动学习班非常常见，在这样的实践活动中，我们与学生既是师生关系，也是同事关系，我们会教学生怎么做、给他们反馈，但同时也不断征求他们的意见，把学生当成工作伙伴，信任他们的能力，鼓励他们成长。在这样的模式中，学生的成长和蜕变是显而易见的，这又不断推动我们纳入更多学生与我们共同工作，因此，在丛书编写后期，学生团队不但进行了格式、文字、标点符号等最后的校对修改，有些新案例甚至请2015级学生团队修改，而他们的表现甚至不比老师逊色。本丛书最后的工作是视频拍摄，也是由老师定下模式和主题，由学生挑选案例、编写剧本。总之，对于主动学习班的学生，我们老师共同的看法就是："活交给他们，我们非常放心"；或者换一句我们经常说的："这是一批拿得出手的学生"——用时髦的医学教育术语，叫置信职业行为（entrustable professional activities，EPAs）。作为老师，我们是骄傲而自豪的，有时候也惭愧，因为和他们共同成长的过程中，我们也常常感觉到自己的不足，从学生身上也学习到很多，他们也是我们的良师益友。

本案例丛书的编写已经到了最后阶段，即将接受各位教育专家、学者、老师、同学们的审阅，想到此，内心难免忐忑。但再回想，无论是 PBL 理念还是主动学习班设立的初衷，我们一直强调"终身学习""在反馈与反思中成长"，因此，无论未来来自于读者的评价是褒是贬，对我们而言，都是成长的过程；如果这些案例以及"主动学习"理念和人才培养模式的探索，能够引起使用者对医学教育现状、教育理念和教学方法的思考，那我们的目的就实现了；如果读者能再有温和或犀利的批评，那就远远超过我们的预期了。

最后再次感谢边军辉教授、关超然教授将 PBL 和主动学习的种子带到汕医，感谢本丛书的主编团队、各分册主编、各个模块负责人、案例作者们，还有孙绮思、洪舒两位丛书秘书，以及所有参与其中的主动学习班同学在本丛书编撰过程中付出的辛勤劳动。2015 年，我们因为"主动学习"这个共同的目标聚在一起，我们用人才培养结果达到一个个教育里程碑，未来，我们还将继续为这个目标共同努力，为"钱学森之问"提供行之有效的答案。

林常敏
汕头大学医学院

目录

疾病机制模块案例

消化与营养模块案例

机体平衡模块案例

疾病机制模块
案例

疾病机制模块介绍

【课程概述】

本课程是“疾病机制”模块。开课时间是大学二年级第二学期。课程内容主要整合了病理学总论和病理生理学概论，主要讲授疾病的发病原因、发病机制、疾病时器官和组织细胞的形态结构和功能代谢变化、临床病理联系、疾病转归和结局以及相关研究进展，它为疾病的防治、诊断提供理论依据，因而是所有临床课程学习的重要基础，是横跨基础与临床的桥梁性课程。

本课程包括 66 学时，其中理论课 42 学时，实验课 24 学时。

【课程总体目标】

完成本模块学习后，学生应该能够：

1. 定义健康与疾病，列举疾病的病因学及疾病的转归、病理学的研究内容。

2. 辨认适应与损伤的类型及形态学特点。

3. 定义肉芽组织，图解肉芽组织的结构，阐述肉芽组织的功能与转归。

4. 描述淤血、血栓、栓塞和梗死的类型及形态特点，分析血栓形成的条件和机制。

5. 描述炎症的基本病变与各型炎症病变，分析炎症的结局和意义。

6. 图解肿瘤的异型性，举例说明肿瘤的生长、扩散方式，举例说明肿瘤的命名、分类原则，鉴别良恶性肿瘤，鉴别癌与肉瘤。

7. 定义发热，描述发热时代谢和各系统器官的功能改变。

8. 定义应激和应激源，描述应激反应的基本表现。

9. 定义休克，解释休克发生发展过程的机制及临床表现特点。

10. 定义弥散性血管内凝血，列举弥散性血管内凝血的分期及其发生发展的病理生理基础和特点。

PBL 案例教师版

追根溯源

课程名称：疾病机制模块

使用年级：二年级

撰 写 者：刘淑慧

审 查 者：PBL 工作组

汕头大学医学院
ShanTou University Medical College

一、案例设计缘由与目的

（一）涵盖的课程概念

1. 本案例属“疾病机制”模块，以“产后坐月子”这一中国传统习俗为引子展开。由于产妇血液已是高凝状态，再加上“坐月子”过程中一些不良生活习惯，导致下肢静脉血栓形成并进而引发血栓脱落形成栓子，最终导致肺栓塞。

2. 通过本案例的讨论，学生一方面能够描述血栓形成、血栓栓子栓塞、淤血、水肿、梗死的大体和镜下病理学改变并作出相应的病理学诊断，另一方面讨论引起这些病理改变的原因（机制、条件）和可能导致的后果。

本阶段学生对血液循环、体液内环境稳定已有一定了解。由局部血液循环障碍所引起的病变是疾病的基本病理基础，在许多疾病的发生和发展过程中起重要作用。通过该案例的讨论，希望学生能够掌握局部血液循环障碍所导致的各种病理学变化，为今后病理学各论中各个系统相关疾病知识的深入学习打下基础。本案例设计的大环境是以“产妇坐月子”这一中国传统保养习俗、国内生育政策改变，以及由此政策改变所带来的短时期内高龄孕产妇数量骤增为背景，在基础病理学知识之外，引发学生在人文关怀、社区健康支持等方面进行深入的思考和探索。

（二）涵盖的学科内容

解剖组织层面　血管壁的结构如何？静脉组织学结构特点如何？静脉血栓的好发部位是哪里？血栓脱落形成血栓栓子后的运行途径是什么？不同器官血液循环特点是什么？

生理层面　正常血液凝固过程是什么？什么是生理性高凝状态？什么是产妇体内凝血状态？

病理生理层面　血管壁结构改变在出血、水肿过程中的作用是什么？

病理层面　淤血、血栓形成、血栓栓子栓塞、梗死、水肿在大体和镜下的病理学形态学改变，以及这些病理改变的原因（机制、条件）及可能导致的后果是什么？

行为层面　如何看待中国传统“产妇坐月子”习俗？对于根深蒂固的错误观念，医生、护理人员应如何给予引导？

社会层面　国家生育政策改变使得短期内高龄产妇数量骤增，孕产期并发症风险增大，社会、医院应建立哪些相应措施保护母婴健康？

（三）案例摘要

本案例根据最近频频见诸报端的产妇罹患肺栓塞甚至因此死亡的报道改编。描述的是高龄产妇张女士因产褥期生理性血液凝固性升高，再加上在“坐月子”期间不当的饮食和生活习惯等，引起下肢深静脉血栓形成，继而脱落形成血栓栓子，最终导致急性肺动脉血栓栓塞不治而身亡。本案例藉以患者发病病程和死亡后尸体解剖结果，让学生学习淤血、血栓形成、栓塞、梗死等局部血液循环障碍的知识。

（四）案例关键词

胸闷（chest distress）

尸体解剖（autopsy）

下肢深部静脉（deep lower limb vein）

肺动脉主干阻塞（pulmonary artery occlusion）

血液凝固（blood coagulation）

血栓形成（thrombosis）

二、整体案例教学目标

（一）学生应具备的背景知识

学生应已学习了循环系统结构和功能，肺、心脏组织学和血液循环特点，凝血与抗凝血等相关知识。同时学习过坏死的原因、形态特点和对机体影响的基本知识。

（二）学习议题或目标

1. 群体－社区－制度（population，P[①]）

① P、B、L是PBL案例三个层面的学习议题的英文首字母，这也体现了“PBL”的另一种诠释。——作者注

（1）社区、医院应该采取哪些科学的宣传和指导措施，以降低产妇静脉血栓形成和栓塞的发生？

（2）“二孩”政策对妇女健康的影响有哪些？

2. 行为－习惯－伦理（behavior，B）

（1）医护人员应如何指导产妇的科学护理？

（2）引导学生重视并加强对一些常见疾病的认知及基本防治方法，包括对正确生活方式的认识。

3. 生命－自然－科学（life science，L）

（1）定义充血、淤血、血栓形成、栓塞及梗死等概念。

（2）分析淤血的原因，描述其病理变化并分析其对机体的影响。

（3）分析血栓形成的条件、血栓类型、结局及对机体的影响。

（4）列举栓塞的类型；描述各型栓塞的病理形态学特点；分析血栓栓子的运行途径及栓塞对机体的影响。

（5）分析梗死的原因及其影响因素并描述病理变化；根据病理变化进行分型；分析梗死的结局。

三、整体案例的教师指引

孕妇处于生理性血液高凝状态，并在产后会持续一段时间。一些围生期和分娩期的不良健康习惯如久坐、长期卧床、产后高脂饮食等会使孕产妇静脉血栓形成的概率增高，若未有效控制，进而可发展为严重的肺栓塞危重症。

教师应引导学生考虑孕产妇生理状态的改变，对中国传统“产妇坐月子”保养习俗涉及的不良饮食和生活习惯进行梳理；引导学生全面考虑导致血栓形成的机制。

案例第一幕提供了患者尸检发现的下肢深静脉血凝块大体描述和镜下改变的图像，引导学生对病变进行形态学描述并以此作出病理学诊断。启发学生思考下肢深静脉病变对整个机体的影响，包括阻塞血管、引起栓塞等，并与本案例中死者下肢和肺组织的病变联系起来。案例第二幕主要让学生讨论肺组织病变，分析引起这些病变的原因，并讨论患者死亡原因。

第一幕

张女士，41 岁，身材娇小，与丈夫同为政府部门公务员，已育有一女，孩子乖巧可爱。生育政策改变后，喜欢小孩的张女士夫妇与家中老人商量决定再生一胎。张女士平时身体素质较好，整个孕期，家人精心照顾，张女士长胖了不少。产时检查发现胎儿胎位不正，医生建议选择剖宫产。剖宫产手术顺利，张女士生下一 3.9 kg 男婴。住院 4 天后张女士出院回到家中，全家人沉浸在无比的欢乐之中。

张女士怕自己年龄较大，产后恢复较慢，便听从老人的劝说，每日躺在床上静养，连吃饭都是在床上。在“坐月子”的二十几天内又见发福，1 周前自感左腿肿胀明显，且手指按压皮肤后明显凹陷，但她并没太在意。

腿肿 1 周后的一天夜里 11 时左右，张女士起床上洗手间时，突感剧烈胸痛，呼吸困难，口唇发紫，并伴少量咯血，随即晕倒在地。家人立即拨打 120。20 分钟后救护车赶到，急救人员现场检查发现张女士已没有了心搏和呼吸，尽管送医院后全力抢救，但张女士仍于次日凌晨 3 时左右离世。张女士去世后，家属认为其死因不明，要求对死者进行尸体解剖检查。

尸体解剖所见：身长 155 cm，营养状况轻度肥胖。左下肢肿胀，左下肢深部静脉见圆柱状血凝块堵塞，可见红、白条纹相间的层状结构（图 1 左）；镜下见血小板小梁黏附白细胞和纤维素网罗红细胞，共同构成层状结构（图 1 右），并可见静脉壁损伤。

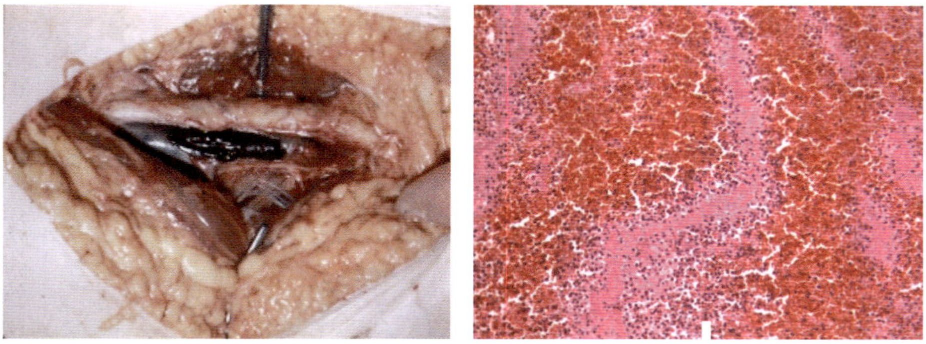

图 1　左图示死者左下肢深部静脉可见血凝块堵塞，右图示该血凝块镜下表现

关键词

孕产妇（maternity）

胸痛 （chest pain）

意识丧失 （unconsciousness）

单侧下肢肿胀（swelling of unilateral lower extremity）

下肢深部静脉血栓形成（deep vein thrombosis of lower extremity）

重点议题 / 提示问题

1. 孕妇怀孕期间及生产之时，身体生理功能有何改变？对血液凝固性有何影响？

2. 案例中产妇有哪些不良生活习惯？对血流状态和血液凝固功能有无影响？应怎样改善？

3. 案例中产妇为什么会出现左下肢肿胀？

4. 推测患者病情进展迅猛的原因。

5. 在图片中指出血凝块大体和镜下病理形态特点表现在哪里。该血凝块是生前形成的还是死后形成的？为什么？该血凝块形成的机制是什么？

6. 血管内血凝块形成，在静脉还是动脉血管中最常见？为什么？

7. 产妇静脉内血凝块形成之后对机体会产生哪些影响？

8. 血栓形成后的转归如何？结合本案例予以说明。

9. 产妇突然死亡的可能原因是什么？

教师引导

1. 本案例涉及诸多孕产妇的不良生活习惯，隐含着促进下肢静脉血栓形成的状况。可引导学生列出和梳理不良生活习惯与血栓形成危险因素之间的联系，并以讨论形式引导学生思考血栓形成的三个条件。在本案例中对凝血途径中凝血因子的功能不需要进行深入的讨论。

2. 第一幕提供了患者尸检中发现下肢深静脉血凝块大体描述和镜下细胞学形态图像，引导学生对病变形态进行描述，并将根据尸检结果做出病理学诊断（下肢深静脉血栓形成）定为学习目标。分析该种病变对机体可能的影响，并引导学生讨论下肢深静脉病变与下肢肿胀的关系。同时引导学生讨论下肢深静脉病变与死者突然感觉身体不适、胸闷、呼吸困难是否有关联。

3. 对中国传统的“产后坐月子”习俗进行讨论。主要针对长期卧床这个错误护理观念，医生、护理人员应如何给予科学引导？同时引导学生重视并加强对一些常见疾病的认知及基本防治方法，包括对正确生活方式的认识。

第二幕

张女士其他重要器官尸检结果：

肺动脉主干：大体可见如图 2 所示的血凝块堵塞。镜下可见该血凝块病理学改变与死者下肢深静脉的血凝块相似，肺动脉壁结构完整。

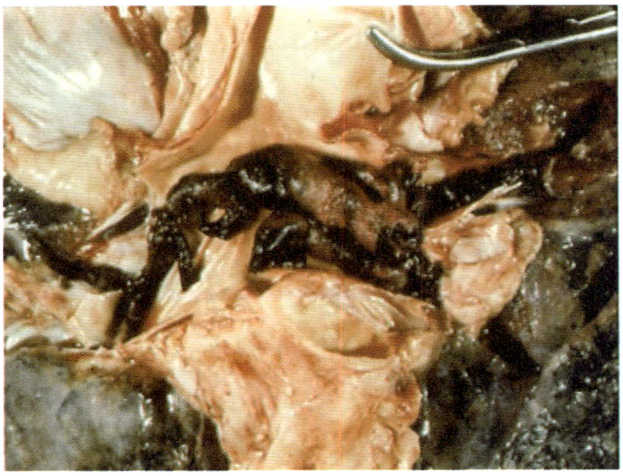

图 2　肺动脉主干可见硕大血凝块堵塞

肺组织：肺叶肿胀，重量增加，质地较实，颜色暗红，挤压切面有淡红色泡沫状液体流出，镜下改变如图 3 所示，可见肺泡壁增宽，肺泡壁毛细血管扩张、充满红细胞；肺泡腔可见淡红染的水肿液。

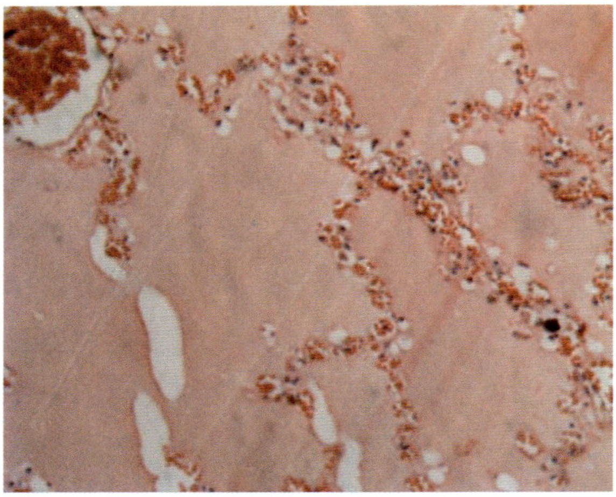

图 3　肿胀肺组织镜下改变

左肺下叶切面可见一拇指大小暗红色实变病灶，切面呈三角形，其尖端朝向肺门部，底靠被膜。镜下可见该处病变肺泡壁轮廓保存，细胞核消失，肺泡腔内充满红细胞。病理医生综合张女士临床发病过程和尸体解剖主要的病理变化，对张女士的死亡原因作出分析和诊断。

关键词

肺动脉主干（pulmonary artery trunk）

肺叶肿胀（swelling of pulmonary lobe）

重点议题 / 提示问题

1. 死者肺动脉主干为什么会有血凝块堵塞？病理诊断是什么？

2. 除了血凝块可以堵塞血管之外，还有什么其他类型不溶于血液的异常物质可以堵塞血管？（脂肪、气体、羊水等？）对机体有何影响？

3. 该死者肺部有哪些病理学改变？病理诊断是什么？各种病变发生的原因是什么？对机体有何影响？

教师引导

1. 在第二幕，学生要能够对肺动脉主干病变进行描述，并与第一幕下肢深静脉病变联系起来，讨论两处病变的关系，并分析下肢深静脉血凝块如何运行至肺动脉主干。

2. 对于肺动脉主干病变，通过引导学生讨论“肺动脉壁结构完整”的形态特点，希望学生在查阅学习资料后能做出血栓栓塞的诊断，并提醒学生讨论有哪些常见的不溶于血液的异常物质可以引起血管堵塞、各有何形态特点、对机体有何影响。

3. 通过肺组织肿胀、暗红的大体表现和图 3 的镜下表现，引导学生对该病理学改变进行诊断，提示学生分析该病变是急性的还是慢性的、急性和慢性有何形态学不同。讨论发生该种病变的常见原因。查阅资料后学生应能对该病变做出淤血的诊断。并由此扩展到临床常见重要器官淤血还有哪些（例如肝淤血）。

4. 通过肺组织暗红色实变病灶形态特点，启发学生结合之前学习过的组织坏死相关内容，做出坏死诊断，并让学生分析死者肺发生坏死的原因，提示学生该种坏死具有专有病理名词描述（梗死），并引导学生讨论梗死的类型及发生条件。

四、参考资料

1. 陈杰，周桥 . 病理学 .3 版 . 北京：人民卫生出版社，2015.

2. 苏敏，William Orr. Graphic General Pathology. 北京：人民卫生出版社，2009.

3. Ramzi S. Cotran，Vinay Kumar，Tucker Collins. Robbins Pathologic Basis of Disease. 6th ed. Philadelphia：Saunders Company，1999.

4. 苏敏 . 中文图解病理学 . 北京：北京大学医学出版社，2005.

五、PBL 带教前会议记录

参加者：案例撰写者，模块负责人，带教教师

案例名称：追根溯源

会议内容

（一）主要议题（如：案例文化背景，需要注意的问题，针对学生特点需要重点做哪些引导等）

本案例设计的大环境是以“产后坐月子”这一中国传统保养习俗、国内生育政策改变及由此政策改变所带来的短时期内高龄孕产妇数量骤增为背景，引出孕产妇本身血液高凝状态再加上“产后坐月子”过程中一些不良饮食及生活习惯使得下肢静脉血栓形成，进而血栓脱落形成血栓栓子，并最终导致致命性肺栓塞。通过本案例的讨论，学生一方面能够描述血栓形成、血栓栓塞、淤血、水肿、梗死的大体和镜下的病理学改变并做出相应病理学诊断，另一方面可以通过讨论学习上述病理改变的原因（机制、条件）和可能引起的后果。在基础病理学知识之外，引发学生在降低孕产妇并发症的人文关怀、社区健康支持等方面进行深入的思考和探索。

作为基本要求，参加本案例讨论的学生应该已经学习了循环系统结构和功能，肺、心脏血液循环和组织学特点，凝血与抗凝血等相关知识。同时学习过坏死形态特点和对机体的影响等知识。

（二）案例重点问题（如：主要学习目标，如何达成，遇到困难的处理预案）

学生应首先分析孕产妇在妊娠和生产过程中因为身体生理功能的改变对血液凝固性的影响，“产后坐月子”习俗中的饮食及生活习惯给机体带来的生理和病理改变；再结合尸体解剖发现的主要病变，对死者主要器官病变作出病理学诊断，分析其发生的机制、对机体的影响及各病变之间的关系，并分析死者的死亡原因。其中，辨认病理形态学变化并作出病理学诊断是学习的重点。

PBL 案例教师版

乐极生悲

课程名称：疾病机制模块

使用年级：二年级

撰 写 者：林润华

审 查 者：PBL 工作组

汕头大学医学院
ShanTou University Medical College

一、案例设计缘由与目的

（一）涵盖的课程概念

1. 案例以“聚餐敬酒”作为引子展开。主人公赵总由于患高血压、高脂血症，再加上长期不良饮食及生活习惯，导致心脏冠状动脉分支发生动脉粥样硬化，其中左前降支血管管腔重度狭窄。在某次大量饮酒和情绪激动等因素诱导下，出现急性心肌缺血性坏死。

2. 通过本案例的讨论，学生一方面能够描述细胞及组织肥大、化生、脂肪变性、玻璃样变、坏死的大体和镜下形态学改变并作出相应的病理学诊断，另一方面应能分析引起这些病变的原因、机制和可能的后果。

在本阶段，学生对人体各器官、组织和细胞的正常结构和功能已有一定了解。在许多疾病发生和发展过程中均会出现组织细胞的损伤和修复。通过该案例的学习，希望学生能够掌握组织细胞损伤和修复的基本病理改变，学会从形态学改变中去分析其病理过程，为病理学各论中各系统相关疾病知识的深入学习打下基础。

（二）涵盖的学科内容

解剖组织层面　心脏、动脉解剖与组织学结构；肝、脾、支气管组织学结构。

病理生理层面　高血压、高脂血症如何引起心肌肥大、肝细胞脂肪变性、细小动脉/大中动脉病变？

病理层面　各型适应性反应的概念，描述各型适应性反应的形态学特点。坏死的概念及其基本病变、类型、结局有哪些？

行为层面　如何看待聚餐敬酒、劝酒的行为？对于无症状高血压、高脂血症患者，医务工作者该如何给予引导？患者本人在饮食生活习惯层面应如何改善？

社会层面　随着社会生活水平提高，高血压、高脂血症患者人数剧增。社区、医院应该采取哪些科学宣传、指导措施，让老百姓认知高血压的潜在危害？哪些患者应该规范用药？

（三）案例摘要

本案例根据本教研室病理尸检案例进行改编。描述的是一家外贸公司销售总监赵先生，平素有高血压、高血脂史，又喜欢抽烟、喝酒、吃油腻食物，在一次和同事吃饭敬酒过程中猝死。利用本例尸体解剖结果资料，让学生学习组织细胞的各型适应性反应、各型常见变性（可逆性损伤）、坏死（不可逆性损伤）的病变特点。

（四）案例关键词

高血压（hypertension）

高血脂（hyperlipaemia）

吸烟（smoking）

饮酒（drinking）

肥胖（obesity）

猝死（sudden death）

心肌肥大（myocardial hypertrophy）

肝细胞脂肪变性（hepatocyte steatosis）

玻璃样变性（hyalinization）

二、整体案例教学目标

（一）学生应具备的背景知识

学生应已学习了循环系统的结构和功能，肝、脾和心脏组织学等相关知识。

（二）学习议题或目标

1. 群体－社区－制度（population，P）

社区、医院应该采取哪些科学宣传、指导措施，让老百姓认识到高血压、高血脂的潜在危害？

2. 行为－习惯－伦理（behavior，B）

（1）医护人员应如何科学指导高血压、高脂血症患者的规范治疗？

（2）引导学生重视高血压、高脂血症，以及长期吸烟、喝酒等不良生活饮食习惯对机体各个器官所造成的损伤。

（3）评论平时聚餐的“劝酒文化”及其所带来的健康风险。

3. 生命－自然－科学（life science，L）

（1）定义适应性反应（肥大、化生）的概念，描述各型适应性反应的形态特点。

（2）定义变性（脂肪变性、玻璃样变性）的概念，描述其形态学改变。

（3）定义坏死（凝固性坏死）的概念，叙述组织坏死的类型，描述各型坏死的形态学改变，分析坏死的结局。

三、整体案例的教师指引

1. 本案例涵盖组织细胞适应与损伤、修复过程。这包括组织细胞对于持续性刺激做出的适应性反应（肥大、化生）；当刺激作用超出组织细胞所能适应的程度，轻者表现为变性（脂肪变性、玻璃样变性），重者可导致组织细胞坏死。

案例死者生前患有高血压、高脂血症，尸体剖检发现多个器官均出现病变。适当提醒并引导学生系统分析各器官病变与高血压、高血脂间的关系。

2. 案例第一幕提供了死者生前身体状况及生活习惯：重度肥胖并患有高血压、高脂血症；长期吸烟、饮酒、喜吃油腻食物等不良饮食生活习惯。在一次和同事吃饭敬酒过程中猝死。引导学生分析死者猝死的可能原因有哪些。引导学生列举死者生前日常生活行为习惯，并进行讨论思考。引导学生重视对一些常见疾病的认识并了解基本防治方法，特别是对正确生活方式的认识。

3. 案例第二幕提供了多个器官的损伤性病变：引导学生描述各器官的大体和镜下形态学改变；比较病变的异同，分析引起这些病变的原因；做出相应病理学诊断。同时引导学生学习坏死的基本病变。

第一幕

42岁的赵总5年前发现高血压、高脂血症，未予以重视。平时喜欢吃油腻食物，又少运动，体重95 kg。今天因公司生意好转与同事庆祝，觥筹交错间，赵总被灌下了很多酒。突然，赵总出现面色苍白、满头大汗，同事们觉得他喝多了就叫了车送其回家，然而赵总被抬上车后就倒在座椅上不省人事。同事见其情况不妙，马上让出租车司机开往附近医院。到达医院急诊室后，医生立即开始紧急抢救，无奈回天乏术，赵总因抢救无效被宣告猝死。

得知噩耗的赵总妻子连夜赶往医院。医生通过赵先生的妻子还了解到，赵先生生前偶有胸前区疼痛（心绞痛），休息后可缓解，就没太在意。因长期吸烟，咳嗽厉害，赵总被诊断为慢性支气管炎。之前体检B超检查还发现有较明显的脂肪肝。

关键词

高血压（hypertension）

高血脂（hyperlipaemia）

肥胖（obesity）

吸烟（smoking）

饮酒（drinking）

猝死（sudden death）

重点议题 / 提示问题

1. 分析赵总猝死有哪些可能原因。

2. 饮酒与赵总的猝死有关吗？

3. 案例中死者生前有哪些不良生活习惯？怎样改善？这些习惯如何影响他的健康？

4. 心绞痛、脂肪肝、慢性支气管炎与猝死的关系如何？

教师引导

1. 本幕提供了死者赵总猝死前的信息，死者生前严重肥胖，患有高血压、高脂血症。结合案例，引导学生分析死者猝死的可能原因。

2. 结合案例，引导学生列举死者生前一些日常生活行为和习惯，并进行思考和讨论。

第二幕

“本来人好好的，吃个晚饭喝点酒怎么人就没了？我到现在还是懵的，我和孩子往后的日子该怎么过？”赵先生 39 岁的妻子痛不欲生，并要求对丈夫的尸体进行病理剖检，查明死因。

尸体剖检所见：

心脏：重 800 g，左心室壁明显增厚，厚度 2.5 cm（图 1 左）。镜下见心肌细胞肥大，核染色质加深。左心室前壁部分心肌可见胞质红染，核消失，心肌细胞轮廓尚可见，间质少量中性粒细胞浸润（图 1 右）。心脏冠脉各分支可见粥样硬化斑块形成，管壁增厚，管腔狭窄，其中冠脉左前降支管腔重度狭窄。

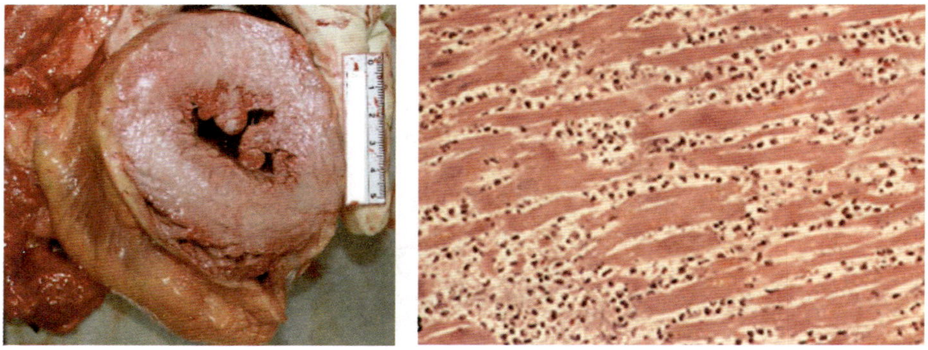

图 1　左心室壁

肺：双肺膨隆，暗红色。支气管黏膜可见鳞状上皮，镜下改变如图 2 所示。

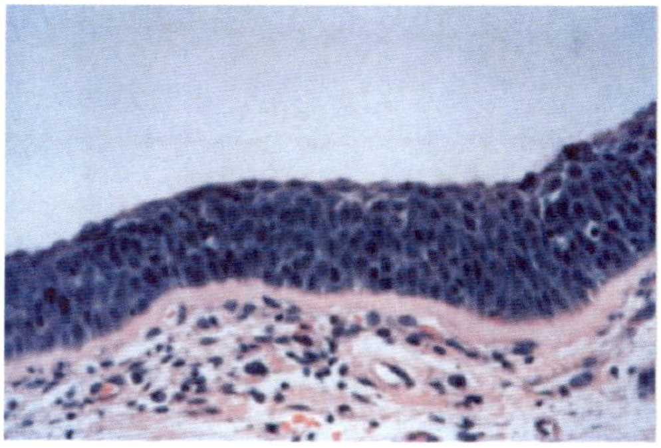

图 2　支气管上皮镜下所见

肝：重 2300 g，表面被膜光滑，淡黄色，质软，切面油腻，边缘变钝（图 3）。镜下可见多数肝细胞体积增大，胞质内有大小不等类圆形洁净透亮的空泡（图 4）。

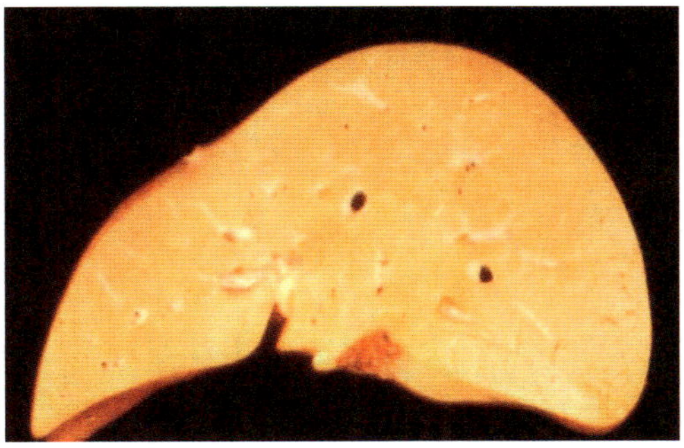

图 3 肝切面观

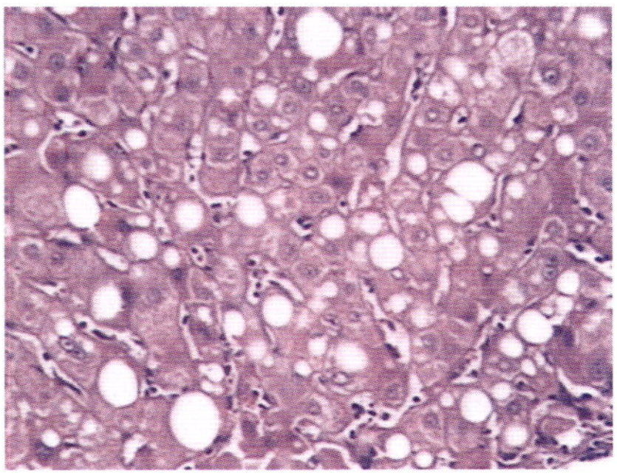

图 4 肝镜下所见

脾：重 400 g，呈暗红色，被膜光滑。镜下可见中央细动脉管腔狭窄，管壁增厚，呈无结构均质红染（图 5）。

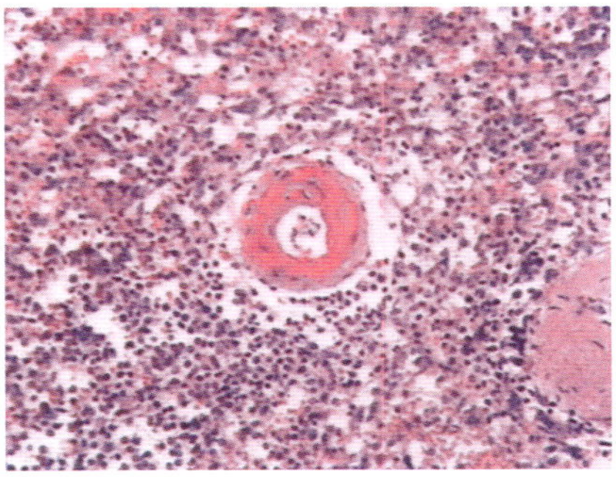

图 5 脾中央细动脉镜下所见

关键词

心肌肥大（myocardial hypertrophy）

肝细胞脂肪变性（hepatocyte steatosis）

玻璃样变性（hyalinization）

重点议题 / 提示问题

1. 何谓肥大、化生？

2. 适应性反应在形态学上有哪些表现（适应的类型）？其病变特点是什么？

3. 何谓脂肪变性、玻璃样变性？

4. 何谓坏死？坏死的基本病变特点是什么？依据形态学改变，本案例中心肌细胞的病变属于哪种类型的坏死？坏死的类型及其病变特点有哪些？分析坏死的结局。

5. 如何看待聚餐敬酒、劝酒的行为？患者本人在饮食生活习惯层面应如何改善？

教师引导

1. 通过案例中心肌和支气管黏膜的病变，引导学生描述肥大和化生的形态学特点；提醒学生关注细胞和组织的适应在形态学上的表现都有哪些（适应的类型）？

2. 通过案例中肝的病变，引导学生描述肝脂肪变性的形态学特点，分析该病变发生的原因。提醒学生关注有哪些染色方法可用于脂肪变性的鉴别。由此扩展到变性的其他类型和形态学特点。

3. 通过案例中脾中央动脉的病变，引导学生思考玻璃样变性发生的机制。依据发生部位不同，常见的玻璃样变性有哪些？

4. 以死者左心室前壁出现的心肌凝固性坏死为例，引导学生定义坏死的概念，描述坏死的基本病变，并由此扩展到其他坏死类型及其病变特点。启发学生思考坏死的结局有哪些。

5. 引导学生思考导致细胞、组织损伤的原因和机制有哪些。

6. 引导学生关注患者生前的饮食生活习惯，是否需要改善。

四、参考资料

1. 陈杰，周桥 . 病理学 .3 版 . 北京：人民卫生出版社，2015.

2. 苏敏，William Orr. Graphic General Pathology. 北京：人民卫生出版社，2009.

3. Vinay Kumar. Robbins Basic Pathology. 9th Edition. Philadelphia: Saunders Company, 2013.

4. 苏敏 . 中文图解病理学 . 北京：北京大学医学出版社，2005.

5. 参考网站：http://www.wikidoc.org/images/d/df/Image15380.jpg

PBL 案例教师版

“水疱”引发的悲剧

课程名称：疾病机制模块

使用年级：二年级

撰 写 者：李晓昀

审 查 者：PBL 工作组

汕头大学医学院
ShanTou University Medical College

一、案例设计缘由与目的

（一）涵盖的课程概念

本案例是“疾病机制”模块中的PBL讨论案例。案例以一肺结核患者小腿不慎被开水烫伤为引子展开。患者患有肺结核，本身抵抗力下降，开水烫伤引起的水疱被以不正确方式处理，导致患处发生化脓菌感染并发展到小腿蜂窝织炎，最终死于脓毒血症。

通过对本案例的讨论，学生要定义炎症的概念，列出炎症的病因，描述炎症局部表现和全身反应，描述炎症的发生发展过程，定义炎症介质的概念并分析其在炎症过程中所起到的作用；重点是掌握炎症基本病理变化、急性和慢性炎症病理类型，描述各型炎症的病理变化及其结局。

学生已经学习病理学主要研究内容，包括病因、发病机制、病理变化、临床病理联系和转归等知识。通过本案例的讨论，希望学生能够运用病理学思维去思考疾病，为今后学会将临床表现和病理结果联系起来分析疾病打下基础。通过PBL案例讨论炎性病变背后的病理学基础，学生可以更好地理解疾病的发生发展过程。

（二）涵盖的学科内容

病理层面　根据尸检结果，本案例有哪些病理学诊断？如何描述这些病理变化？如何分析这些病理变化的病因、机制和结局？如何将这些病理学诊断与临床表现结合起来分析本案例的发生发展和死亡原因？认识炎症的概念、炎症介质、急性炎症的局部与全身表现、急性炎症的结局、肉芽肿性炎症的特征。

感染层面　为什么金黄色葡萄球菌和溶血性链球菌可引起不同病理类型的化脓性炎症？

病理生理学和免疫学层面　炎症介质中的激肽、补体及凝血纤溶系统激活的基础及其意义是什么？

行为层面　烫伤引起的水疱能不能随便用未消毒的器具挑破？粉刺或皮肤脓肿能不能自行挤压？

（三）案例摘要

本案例描述的是有肺结核的患者老陈被开水烫伤导致小腿水疱发生，由于采取了不正确的处理方式，烫伤处发生化脓菌感染并发展到小腿蜂窝织炎，最终死于脓毒血症。尸检结果显示多个炎性病变，包括蜂窝织炎、脓肿、纤维素性炎、结核肉芽肿性炎。

（四）案例关键词

水疱（blister）

皮下瘀斑（subcutaneous ecchymosis）

脓肿（abscess）

纤维素性渗出物（fibrinous exudate）

肉芽肿（granuloma）

二、整体案例教学目标

（一）学生应具备的背景知识

学生应已学习了“疾病机制”课程中的病理学绪论、损伤修复、局部血液循环障碍等内容，对病理学的研究内容、组织损伤的病理类型、损伤后机体的修复方式、不同局部血液循环障碍引起不同病理类型的组织损伤有一定的认知，具有一定的从病理学角度出发思考和分析案例的意识。

（二）学习议题或目标

1. 群体－社区－制度（population，P）

社区、医院应该采取哪些科学宣传、指导措施，让老百姓在日常生活中遇到诸如烫伤、手脚扭伤等意外时知悉科学应急处理的方法？

2. 行为－习惯－伦理（behavior，B）

引导学生重视一些常见感染的基本防治方法，以及正确的健康管理方式。

3. 生命－自然－科学（life science，L）

（1）什么是炎症的概念、原因、分类、病理特点？

（2）什么是急性炎症中的浆液性炎、化脓性炎的病理学改变特征？列举化脓性炎的病因、病理分类、各类型好发部位及病理特点。

（3）慢性炎症中一般慢性炎症与肉芽肿性炎的病理学特点是什么？列举肉芽肿性

炎的病因、分类和病理特点。

（4）列举急性炎症的结局。

三、整体案例的教师指引

本案例涵盖了“炎症”的主要病理类型：浆液性炎、脓肿、蜂窝织炎、肉芽肿性炎（结核肉芽肿）和脓毒血症。需要学生运用病理学思考模式去梳理疾病的发生和发展，分析疾病表象背后的病理学基础。引导学生基于本案例所表现出的炎性病变对炎症进行病因归纳、病理学分类和结局转归分析。

学生在学习过程中容易把关注点集中在临床表现和尸检结果上，而忽视炎性病变发生机制的探讨。可提问学生损伤后为什么会有渗出，引导学生讨论损伤后机体的反应涉及哪些过程、有哪些细胞和化学物质参与了炎症过程。

基于本案例患者对烫伤引起的水疱处置及随后发生的化脓性炎采取了不正确的处理方式，继而最终导致脓毒血症的发生，引导学生思考日常生活中如遇烫伤意外，应如何科学地应急处理，以防止水疱和组织肿胀发生。

第一幕

老陈家住农村，60 岁，既往有肺结核病史。盛夏的一天，老陈不慎将一壶刚开的水洒落在地，开水顺着他裸露的左侧小腿流下，很快就烫出了几个大水疱。老陈无暇多想，直接用家里的缝衣针戳破了水疱。接下来的几天，水疱处出现红肿、疼痛，并有黄色脓液渗出。老陈自认为是小事一桩，自作主张用草药煮水淋洗小腿烫伤处。不曾想烫伤处非但没有好转，几天后红肿面积扩大，疼痛加剧，直至不能行走。一不做二不休，老陈这次又自己用明火烧灼过的小刀刺破患处，双手挤压排出脓液，并自行敷上草药。谁知到了第二天，红肿进一步扩大，几乎蔓延到整个小腿，酸胀疼痛严重，并出现寒战高热。伤后第四天，老陈开始神志不清，老伴急忙叫上村民把老陈送到县中心医院。

体格检查：体温 40 ℃，脉搏 130 次 / 分，呼吸 40 次 / 分，血压 80/50 mmHg。急性病容，神志模糊，心搏快，心律齐，双肺有较多湿啰音，腹软，肝右肋下 2 cm，左肋下可扪及脾，左腹股沟可触及 3 个花生米大、活动的淋巴结。全身皮肤有多处瘀斑，散在各处。左小腿大面积红肿，皮肤紧张发亮，质硬，皮温升高，有压痛，原水疱处组织坏死、脓液渗出严重。入院后行左小腿切开引流。

血常规检查：红细胞 3.5×10^{12}/L，白细胞 25.0×10^{9}/L。分类计数：中性粒细胞 0.8，单核细胞 0.02，淋巴细胞 0.23。

经多方抢救无效，老陈于入院后第三日死亡。

关键词

肺结核（pulmonary tuberculosis）

水疱

红肿（redness and swelling）

疼痛（pain）

脓液（pus）

寒战发热（chills and fever）

小腿大面积红肿（extensive redness and swelling in leg）

重点议题 / 提示问题

1. 如何用病理学知识解释烫伤引起的皮肤水疱？烫伤后的正确应急处理方式是什么？为什么？

2. 水疱被戳破后，为什么后来水疱处会出现红肿、疼痛，并有黄色脓液渗出？如何用病理学知识来解释该现象？

3. 患者自作主张用草药煮水淋洗小腿烫伤处，为什么会引起如此严重的感染？

4. 对化脓性病灶该如何正确排脓？

5. 如何用病理学知识解释老陈后来出现的左小腿大面积红肿疼痛，皮肤紧张、发亮、质硬，皮温升高，有压痛，腹股沟淋巴结肿大？

6. 白细胞 25.0×10^9/L，中性粒细胞 0.8，提示什么？其中的病理生理过程是什么？

7. 如何解释老陈由左侧小腿局部病情加重发展到寒战发热、神志不清、脉搏 130 次 / 分、呼吸 40 次 / 分、血压 80/50 mmHg、全身皮肤有散在多处瘀斑的整个过程？老陈最可能的死因是什么？

8. 组织损伤后机体出现的一系列防御反应是什么？损伤后为什么会有渗出？渗出涉及哪些过程？有哪些细胞和化学物质参与这些过程？这些化学物质总称为什么？如何对它们分类？它们的主要作用是什么？

教师引导

1. 引导学生建立病理学思维模式，即从病因、发病机制、病理变化、临床表现与病理结果的联系和转归来思考疾病。引导学生去梳理本案例疾病的发生和发展过程，从病理学角度去思考为什么会病情加重，为什么不同阶段出现不同的临床表现，如何将病理结果与临床表现联系起来。

2. 提问学生损伤后为什么会有渗出。引导学生讨论损伤后机体的反应会涉及哪些过程，有哪些细胞、化学物质参与了这些过程。帮助学生思考 / 学习组织损伤后引起局部红、肿、热、痛和功能障碍的病理基础。

3. 日常生活中如遇到烫伤意外，如何科学地应急处理以防止水疱和组织肿胀发生？

第二幕

为了更好地明确死因，家属同意尸检。

尸检摘要：

大体：

死者躯干可见多处皮下散在瘀斑，双膝关节有大片瘀斑，左小腿内侧有外科切开引流切口，整个小腿皮肤呈弥漫性红肿。原水疱处病灶皮肤组织坏死，表面有脓液覆盖。双肺重量增加，肺表面大部分区域粗糙，覆盖有絮状物质，双肺上叶与胸壁有灶性纤维性粘连。肺表面和切面广泛充血，并可见多数大小不等的出血区及多个灰黄色粟粒大的脓肿。双肺上叶有数个硬结性病灶，右上叶一硬结内有一直径约 1 cm 的空洞。肝脾大，消化道黏膜和肾上腺可见多发性出血点。肝切面可见多个大小不等的出血区及多个灰黄色粟粒大的脓肿。双侧肾表面和切面可见多个灰黄色粟粒大的脓肿。血培养：溶血性链球菌及金黄色葡萄球菌阳性。

镜下：

左小腿：皮下组织和骨骼肌细胞间隙充血，弥漫性中性粒细胞浸润。

肺：（1）肺表面有大量红染的细丝状相互交错的纤维素性渗出物。

（2）灰黄色粟粒大的脓肿灶边缘有暗红色充血出血带，脓肿腔内充满中性粒细胞，部分脓肿中央的小血管内可见细菌菌落（图 1）。

（3）空洞壁可见上皮样细胞、朗格汉斯巨细胞、淋巴细胞及成纤维细胞构成的肉芽肿（图 2），近腔面有干酪样坏死，抗酸染色查见少许结核分枝杆菌。

肝：多个灰黄色粟粒大的脓肿，脓肿腔内充满中性粒细胞。

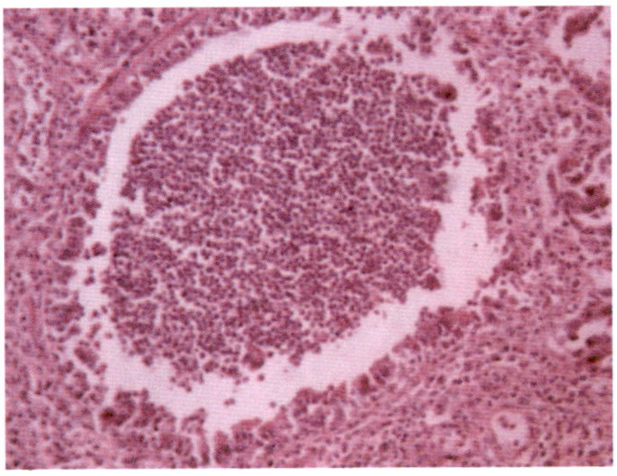

图 1　肺脓肿镜下所见

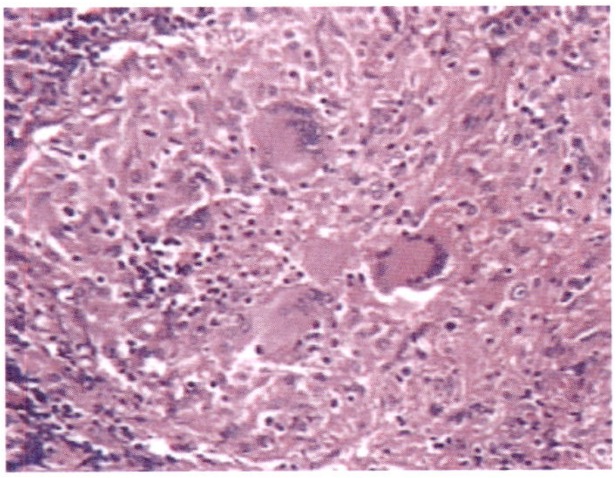

图 2　肺组织硬结节性病灶镜下所见

关键词

皮下瘀斑

中性粒细胞浸润（neutrophil infiltration）

脓肿

纤维素性渗出物

肉芽肿

重点议题 / 提示问题

1. 根据尸检结果，从炎症角度出发考虑有哪些病理诊断，并列出诊断依据。

2. 什么是炎症？炎症基本病理变化有哪些？炎症应该如何分类？各分类的病因有哪些？好发部位在哪里？如何描述各类炎症的病理变化？炎症的意义是什么？

3. 链球菌和葡萄球菌引起的化脓性炎有什么不同？

4. 根据炎症分类原则，本案例炎性病变归为哪几类？相应的病因是什么？

5. 炎症的结局有哪些？

6. 结合案例讨论急性炎症与慢性炎症有何不同。

7. 结合该案例讨论其炎性病变的发生、发展和结局，分析死亡原因。

教师引导

1. 学生要根据尸检结果做出各项病理诊断。老陈有浆液性炎、化脓性炎、纤维素性炎、肉芽肿性炎，引导学生根据临床和病理所见思考炎症的基本病理变化有哪些，根据什么原则对炎症进行分类。

2. 引导学生归纳本案例所患炎性病变的病因，如烫伤是水疱的病因、化脓菌是蜂窝织炎和脓肿的病因、结核分枝杆菌是结核性肉芽肿形成的病因。

3. 引导学生根据本案例所患炎性病变的不同病理特点，对病变进行病理学分类，学会如何描述不同类型急性炎症的病理变化。

4. 引导学生思考水疱、化脓性炎、纤维素性炎的可能结局，讨论炎症从局部蔓延至全身后会出现什么结果，本案例是属于哪一种蔓延扩散结果。

5. 为什么肝和肺出现多个灰黄色粟粒大的脓肿？血培养革兰氏阳性链球菌及葡萄球菌阳性提示什么？肝脾大，皮肤、黏膜等见多发性出血点提示什么？引导学生找出脓毒血症的诊断依据。

6. 引导学生思考急性炎症与慢性炎症的病理改变有何不同。

四、参考资料

1. 陈杰，周桥．病理学．3 版．北京：人民卫生出版社，2015.

2. 苏敏，William Orr. Graphic General Pathology. 北京：人民卫生出版社，2009.

3. Vinay Kumar. Robbins Basic Pathology. 9th Edition. Philadelphia：Saunders Company，2013.

4. 苏敏．中文图解病理学．北京：北京大学医学出版社，2005.

5. 参考网站：病理学园地 http://www.binglixue.com/

PBL 案例教师版

魏家之痛

课程名称：疾病机制模块

使用用年级：二年级

撰 写 者：林润华

审 查 者：PBL 工作组

汕头大学医学院

ShanTou University Medical College

一、案例设计缘由与目的

（一）涵盖的课程概念

1. 本案例是“疾病机制”模块的案例。以“未被关注的腹痛”作为引子展开讨论。患者多年前患有慢性萎缩性胃炎，加上平时喜好腌制食品和烧烤，出现腹部胀痛症状却未及时就医，最终死于由溃疡型胃癌所引起的消化道大出血（失血性休克）。

2. 通过对本案例的讨论，学生能够定义肿瘤的概念，描述肿瘤形态与结构，定义肿瘤异型性，列举肿瘤生长方式与扩散途径，鉴别良恶性肿瘤，定义癌前病变、原位癌及早期浸润癌的概念，描述常见肿瘤病理学特点。希望学生通过本案例的讨论，从病理学角度掌握肿瘤基本知识，为病理学各论中各系统肿瘤疾病知识的深入学习打下基础。

（二）涵盖的学科内容

组织层面　胃、肝、淋巴结、子宫及双侧附件解剖与组织学结构是什么？

细胞生物学层面　细胞生长与增殖调控机制是什么？

病理层面　如何区分肿瘤性增殖与非肿瘤性增殖？如何识别肿瘤异型性？肿瘤大体形态与组织结构是怎样的？肿瘤生长方式与扩散途径有哪些？肿瘤命名与分类原则是什么？如何鉴别良、恶性肿瘤？常见环境致瘤因素有哪些？

分子病理层面　肿瘤发生发展分子机制是什么？肿瘤分子分型与传统组织学分型有何异同？

行为层面　是否鼓励通过定期体检，及早发现身体内存在的异常现象和癌症危险因素，并通过及时干预来降低罹患恶性肿瘤疾病的风险？

社会层面　如何进行健康生活方式的科学宣教？

（三）案例摘要

本案例根据本教研室一例真实病理尸检病例进行改编。描述的是单身白领小魏，平时喜好腌制食品和烧烤，6 年前被诊断患有慢性萎缩性胃炎和肝炎，最近半年食欲不振、上腹胀痛，并未进行诊治，最终死于由溃疡型胃癌所导致的消化道大出血（失血性休克）。

（四）案例关键词

腹痛（abdominal pain）

恶心（nausea）
呕血（hematemesis）
溃疡（ulcer）
肝多个灰白色结节（multiple pale liver nodules）
锁骨上淋巴结肿大（supraclavicular lymph nodes enlargement）
双侧卵巢肿大（bilateral ovarian enlargement）
肿瘤分子分型（tumor molecular typing）
分子靶向治疗（molecular targeted therapy）

二、整体案例教学目标

（一）学生应具备的背景知识

学生应已学习了人体各系统正常结构和功能，同时还学习了病理损伤修复、局部血液循环障碍、炎症等内容，特别是常见于修复和炎症过程中的反应性增生内容。

（二）学习议题或目标

1. 群体－社区－制度（population，P）

社区、医院应该采取哪些科学宣传、指导措施，让老百姓对常见肿瘤及其好发人群、常见环境致瘤因素等知识有所了解？

2. 行为－习惯－伦理（behavior，B）

（1）医护人员应如何科学指导肿瘤易感个体进行早期筛查？

（2）引导学生重视日常生活饮食习惯对肿瘤发生发展的作用，以及对建立良好、规律的生活饮食习惯的认知。

3. 生命－自然－科学（life science，L）

（1）定义肿瘤的概念，描述肿瘤形态与结构，识别肿瘤异型性。

（2）列举肿瘤生长方式与扩散途径，分析肿瘤对机体的影响。

（3）描述肿瘤命名与分类原则。

（4）鉴别良、恶性肿瘤。

（5）定义癌前病变的概念。

（6）描述常见肿瘤的病理学特点。

（7）讲述肿瘤病因学和发病学研究进展。

三、整体案例的教师指引

1. 本案例涵盖肿瘤大体形态和镜下结构，肿瘤分化与异型性，肿瘤生长方式与扩散途径，良、恶性肿瘤鉴别，癌前病变的概念，常见环境致瘤因素等多个内容。引导学生对肿瘤的概念形成清晰认识。

2. 案例第一幕提供了死者生前身体状况及生活习惯：喜好腌制食品和烧烤，慢性萎缩性胃炎病史，在出现食欲不振、上腹胀痛等症状后未引起重视。后来在好友小王携其去医院检查的路上呕血，不久身亡。带教教师结合案例，引导学生分析死者猝死的可能原因有哪些，引导学生罗列死者生前日常生活行为习惯，并进行讨论思考，引导学生重视对正确生活饮食方式的认识。

3. 案例第二幕提供了尸体解剖所见多个器官的病变：引导学生描述各器官病变的大体和镜下形态学改变，并做出相应病理学诊断，描述肿瘤分化与异型性，肿瘤生长方式与扩散途径，良、恶性肿瘤鉴别，引导学生比较原发瘤与转移瘤在形态学上的异同、如何鉴别。

4. 从本案例尸检所见出发，引导学生讨论思考医护人员应如何指导肿瘤易感个体定期体检，社区、医院应如何建立相应的科学宣教方案。

5. 死者父亲（老魏）患有早期胃癌。引导学生分析老魏家出现“家族癌”背后的可能原因有哪些。在精准医学的大背景下，肿瘤的分子分型有哪些临床应用？

第一幕

小魏今年 36 岁，是一家外企的单身白领，一个人在外地工作。由于小魏平时工作繁忙，加班更是家常便饭，因此老爸从老家寄来的腌鱼几乎成了她必备的“下饭菜”。小魏平时还特别喜欢吃烧烤，一有空就去吃，朋友都称她“烧烤控”。长期的饮食不规律，使得她经常感觉上腹部不适。6 年前曾在某医院经胃镜检查确诊为慢性萎缩性胃炎。

大约半年前，小魏开始感觉胃口不佳，偶尔上腹部有胀痛。心想可能是老毛病又犯了，小魏就去药店买了点胃药，吃过后略有缓解。最近，小魏感觉胃痛频繁且疼痛愈发加剧，很多时候吃了胃药也不管用；而且总感觉浑身无力，吃点东西下去就难受，有时候还会呕吐，人也瘦了一大圈。一天晚上，小魏的“烤友”小王约她去一家市区新开的烧烤店吃饭。电话中小魏有气无力地说自己胃痛难受，已经两天没吃东西了。小王马上赶往小魏家，见她精神状态极差，脸色发黄，小王说一定要去医院检查一下才放心。小王扶着小魏刚走出门口没几步，小魏就突然倒地，口吐鲜血，不省人事，小王立刻拿出手机拨打120。

医院急诊医生体检发现患者锁骨上淋巴结肿大，CT检查提示肝多个大小不等弥漫性结节，腹水、生化检查肝功能异常。就在准备办理住院手续时，小魏突然呼吸、心搏停止，血压测不到，脉搏不能扪及，医生立即实施紧急抢救，无奈回天乏术，小魏因抢救无效死亡。祸不单行，小魏的父亲老魏上个月确诊为早期胃癌，分子病理检测结果为*HER2*基因扩增（分子分型）。这个消息如同晴天霹雳。老魏及家人得知小魏去世后伤心欲绝，连夜赶来，要求对小魏进行尸体解剖，以查明死因。

关键词

腹痛（abdominal pain）

恶心

呕血

肿瘤分子分型

重点议题 / 提示问题

1. 案例中小魏可能患了什么疾病？

2. 分析小魏突然死亡的原因有哪些。依据是什么？

3. 案例中小魏生前有哪些不良生活饮食习惯？这些习惯和死者生前的症状有何联系？应怎样改善？

4. 何谓肿瘤？如何区分肿瘤性增生与炎性增生？肿瘤病因学和发病学研究进展是怎样的？

5. 肿瘤发生的分子基础和*HER2*基因的功能是什么？何谓原癌基因？原癌基因有哪些？

6. 描述肿瘤分子分型在精准医学大背景下有哪些临床应用？

教师引导

1. 本幕描述提供了小魏生前很长一段时间喜好腌制食品和烧烤，并有慢性萎缩性胃炎病史。其半年以来，在出现食欲不振、上腹胀痛等症状后仍未重视。结合案例，引导学生分析小魏生前可能患了什么疾病，并对其死因进行初步分析。

2. 引导学生罗列小魏生前的一些日常生活行为习惯，并进行讨论思考，由此加强学生对正确生活方式的认知。

3. 引导学生主动查找有关肿瘤分子分型的最新研究进展，并由此扩展到肿瘤分子分型的临床应用有哪些。

4. 启发学生讨论分析肿瘤发生的分子基础。

第二幕

尸体解剖所见：身长 160 cm，明显消瘦，贫血貌。

胃：沿胃大弯剪开可见胃内有一拳头大血凝块附着。去除血凝块后胃黏膜表面可见一 4 cm×6 cm 大小溃疡，边缘隆起，底部凹凸不平（图 1）。镜下可见大小不等、形状不一、排列不规则的腺样结构，排列紊乱，在肌层中浸润生长；细胞不规则地排列成多层，核大小不一，核分裂象多见，异型性明显（图 2）。

肝：重 2100 g，表面见多个灰白色结节，切面见散在多个圆形或卵圆形结节，界限清楚（图 3）。镜下结节内可见增生的细胞团呈腺样结构排列（图 4）。

左锁骨上淋巴结：淋巴结肿大，切面实性，灰白色。镜下改变如图 5 所示。

双侧附件：双侧卵巢肿大，表面有多个灰白色大小不等结节，双侧输卵管与卵巢明显粘连。镜下卵巢组织中可见增生的细胞团，细胞形态与胃部溃疡处的细胞形态相似。

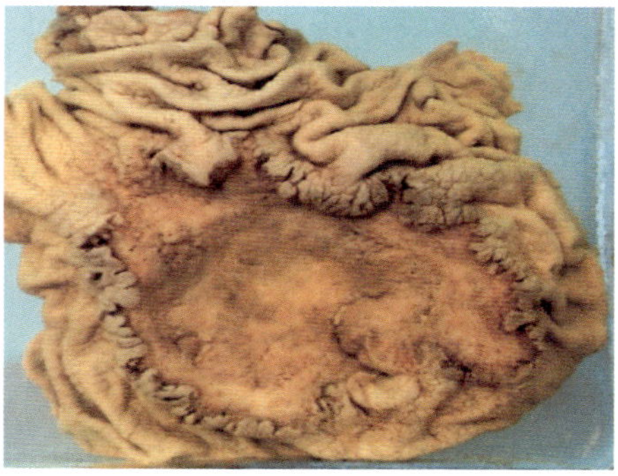

图1　胃大体所见

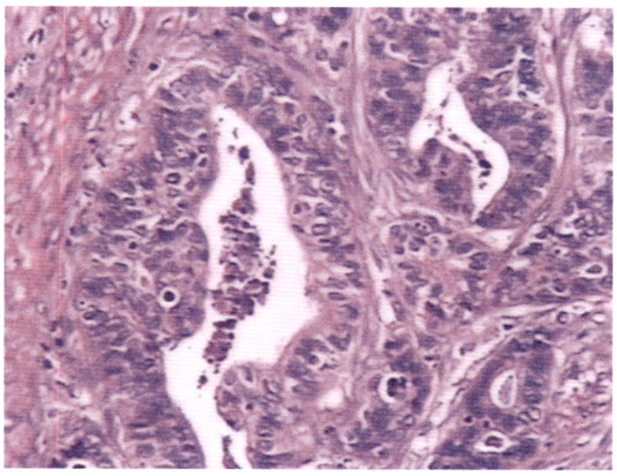

图2　胃黏膜镜下所见

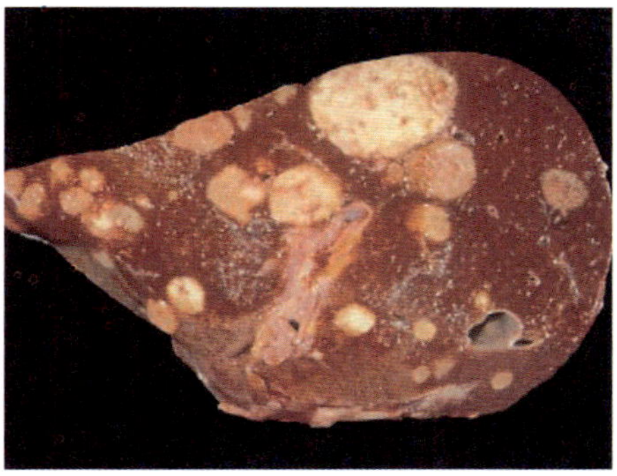

图3　肝切面大体所见

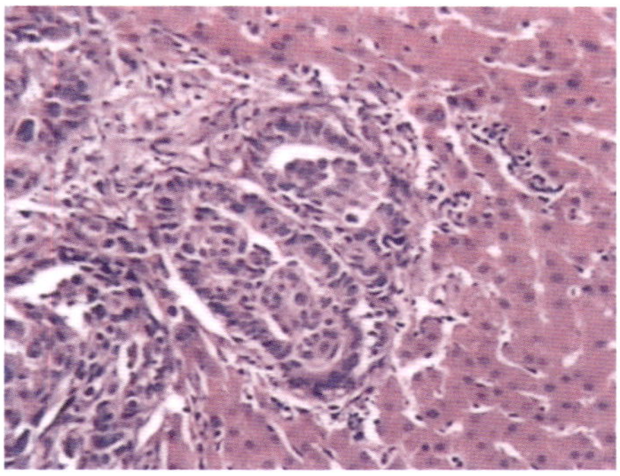

图4　肝结节镜下所见

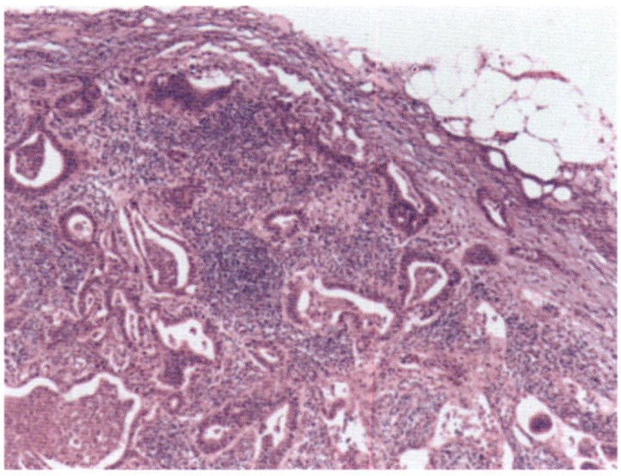

图5　锁骨上淋巴结镜下所见

关键词

溃疡

肝结节

锁骨上淋巴结肿大

双侧卵巢肿大

重点议题 / 提示问题

1. 结合大体和镜下表现，死者胃部病变最可能的病理诊断是什么？诊断依据是什么？

2. 结合本案例中胃黏膜大体改变，如何描述肿瘤的大体形态？

3. 何谓异型性？肿瘤异型性有哪些表现？

4. 何谓浸润？肿瘤生长方式有哪些？

5. 根据查阅的资料并结合本案例中胃部大体所见，叙述如何鉴别良性溃疡与恶性溃疡，如何鉴别良、恶性肿瘤。

6. 结合本案例中尸检大体及镜下改变，死者肝灰白色结节是什么？这种改变是原发性还是继发性？该病变是如何发生的？如何鉴别原发瘤和转移瘤？

7. 结合本案例中尸检大体及镜下改变，锁骨上淋巴结最可能的病理诊断是什么？如何解释该病变的发生？

8. 死者双侧卵巢为何肿大？如何命名该卵巢病变？试分析其发生机制。

9. 肿瘤的命名原则有哪些？

10. 结合第一幕，案例中死者 6 年前所患慢性萎缩性胃炎与胃癌的发生是否有联系？何谓癌前疾病 / 癌前病变？试举例说明。

11. 综合本案例尸检所见，死者死亡原因是什么？

教师引导

1. 本幕提供了死者尸检胃部溃疡型胃癌的大体和镜下改变图像，引导学生对肿瘤大体形态（肿瘤数目、大小、形状、颜色、质地、与周围组织的关系）

和组织结构（肿瘤实质和间质）进行描述。

2. 引导学生重点关注肿瘤异型性（组织结构异型性、细胞异型性）表现。

3. 以胃癌细胞浸润性生长为切入点，引导学生讨论思考肿瘤生长方式有哪些。

4. 通过肝病变，引导学生讨论“多个，散在，界限清楚的结节状病灶”的形态特点，引导学生在查阅学习资料后结合镜下病变做出转移性肝癌的病理诊断，并引导学生讨论肿瘤扩散和转移途径有哪些。

5. 引导学生思考如何鉴别良、恶性肿瘤，并由此引入肿瘤命名原则。

6. 引导学生分析慢性萎缩性胃炎与胃癌之间的关系，并由此扩展到癌前病变的概念，提醒学生学习常见的癌前病变/疾病。

四、参考资料

1. 陈杰，周桥 . 病理学 .3 版 . 北京：人民卫生出版社，2015.

2. 苏敏，William Orr. Graphic General Pathology. 北京：人民卫生出版社，2009.

3. Vinay Kumar. Robbins Basic Pathology. 9th Edition. Philadelphia: Saunders Company, 2013.

4. 苏敏 . 中文图解病理学 . 北京：北京大学医学出版社，2005.

5. 参考网站：http://news.sina.com.cn/o/2018-01-09/doc-ifyqinzt1134786.shtml

http://news.sina.com.cn/o/2017-11-16/doc-ifynwhww5340305.shtml

PBL 案例教师版

小伤口 大麻烦 I

课程名称：疾病机制模块

使用年级：二年级

撰 写 者：张忠芳

审 查 者：PBL 工作组

汕头大学医学院

ShanTou University Medical College

一、案例设计缘由与目的

（一）涵盖的课程概念

本次课程为“疾病机制”模块的PBL讨论案例，主要涉及发热、应激和休克的病理生理学机制。学生在前面课程的学习中，已经对感染性疾病有了初步的了解。通过本案例的讨论，希望学生能够学习正常体温调节机制，发热的原因和机制，发热对机体的影响；应激的概念和发生机制，机体对应激的反应；休克的病因、发生机制，休克对机体的影响等。重点是体温调节，应激反应的发生机制，休克的原因、发病机制、临床表现和治疗原则。

（二）涵盖的学科内容

生理层面　机体是如何进行正常体温调节及应激反应的？

感染层面　海洋弧菌的常见原因及危害有哪些？

病理生理层面　休克的原因和发生机制是怎样的？发热的原因和相关机制有哪些？与应激相关的疾病有哪些？它们的关系是怎样的？

行为层面　患者自行使用抗生素有哪些危害？如何对此类行为进行干预？

社会层面　哪些人容易因深海鱼接触伤口而引发感染？如何针对这种情况进行健康宣教？

（三）案例摘要

杜医生在一次钓鱼的时候，被鱼鳍刺伤了手指，引起少见菌感染。虽然进行了及时处理，但还是没能控制住感染。从手指上的一个小伤口，发展到手指坏死，继而扩散到手掌、前臂。清创手术和常规抗感染治疗无效。患者此前因病注射的肿瘤坏死因子α（TNFα）抑制剂起到了推波助澜的作用。严重的感染使杜医生出现寒战、体温升高、应激性溃疡、血压下降、神志改变、四肢冰冷等症状，主治医生为了避免病情进一步恶化，不得不截去坏死的手指。

（四）案例关键词

体温调节（thermoregulation）

发热（fever）

应激（stress）

应激性溃疡（stress ulcer）

感染（infection）

休克（shock）

二、整体案例教学目标

（一）学生应具备的背景知识

学生应已经学习了疾病机制病理学部分、感染与免疫；有一定的药理学基础，包括抗生素总论部分。

（二）学习议题或目标

1. 群体－社区－制度（population，P）

（1）哪些人容易因深海鱼接触伤口而引发感染?

（2）如何针对这种情况进行健康宣教?

2. 行为－习惯－伦理（behavior，B）

患者自行使用抗生素，此类型行为有哪些危害？如何对此类行为进行干预?

3. 生命－自然－科学（life science，L）

（1）机体是如何进行体温调节的?

（2）发热的原因及相关机制有哪些？发热引起的机体反应有哪些?

（3）应激的概念是什么?

（4）应激对机体的影响有哪些?

（5）什么是应激性溃疡?

（6）休克的原因、分期、发生发展阶段和机制是什么?

（7）休克的临床表现是什么?

（8）休克的治疗原则是什么?

三、整体案例的教师指引

1. 教师要注意引导学生从整体考虑严重感染引发的机体反应。发热和应激这两个常见机体反应学生容易忽略，教师可以提问学生：患者为什么出现寒战？为什么体温升高？除了感染，还有哪些原因可以导致体温升高？

2. 应激是机体在受到内外环境因素及社会、心理因素刺激时所出现的非特异性全身适应性反应。可以说我们无时无刻不是处在应激之中。应激很少作为议题在 PBL 案例中进行讨论。为了引起学生关注，本案例利用主人公是外科医生的特点，通过对主人公心理活动的描述，明确点出了“应激”的概念，教师可以引导学生深入思考应激产生的机制、应激对机体有哪些影响、为什么免疫抑制剂会影响机体的应激反应、应激与疾病的关系以及应激性溃疡的发生机制。

3. 休克是本案例重点描述的内容，也是本案例的主要议题。本案例描述的是感染性休克，在讨论的过程中，教师应注意引导学生针对休克展开头脑风暴，学习休克的种类、分期、发生发展阶段及机制、临床表现及治疗原则。

4. 本案例涉及少见菌引起的感染，但不是重点议题。教师可以引导学生讨论在哪些情况下会发生少见菌感染、哪些人群容易受到影响、应如何应对少见菌感染、有哪些药物可以对抗少见菌等问题。

5. TNF α 可以抑制免疫过程，影响机体的应激反应。但 TNF α 不是重点议题，引导学生不对其占用过多时间讨论。

6. 案例涉及上消化道出血，但不是主要议题，重点是应激性溃疡的发生机制。教师可以引导学生思考患者上消化道出血的原因。

第一幕

杜医生今年 51 岁，是福建沿海一家大型医院的外科主任，平时最大的爱好就是钓鱼。去年夏天一个午后，杜医生又来到海边钓鱼，这天，他的运气似乎不太好，一直没有大的收获。直到下午 3 点左右，终于有一条大鱼上钩了。就在杜医生用手抓住鱼的时候，他的左手环指被锋利的鱼鳍刺伤，有少量的血液渗出。杜医生麻利地消毒包扎，然后就开车回家了。

晚餐后，杜医生早早地躺下休息了。但到了凌晨 3 点左右，杜医生从疼痛中醒来，还伴有一阵一阵的寒战。测了体温，38.1 ℃。他想可能是伤口感染了，并没有太在意，吃了几颗抗生素后又睡下了，毕竟谁也不想因为手指上的一个小伤口在凌晨3点钟去看急诊。到了早晨6点半左右，杜医生再次从剧痛中醒来。他看到自己的手指伤口肿胀明显，而且还出现了红斑，体温也升到了38.9 ℃。作为一名外科医生，他清楚地知道，创伤后快速出现这些症状，意味着深部感染的可能。因为是被鱼刺伤引发，所以感染源很可能是来自深海的少见菌。更可怕的是，为了治疗银屑性关节炎，杜医生几天前刚刚注射了TNFα 抑制剂，这会影响机体的免疫力，使他的机体难以应对严重的感染……想到这些，杜医生不敢再耽搁，赶紧让妻子开车把他送到急诊室。

关键词

发热

应激

少见菌感染（rare bacterial infection）

肿瘤坏死因子 α（tumor necrosis factor-α，TNFα）

重点议题 / 提示问题

1. 正常体温是如何调节的？什么是发热？发热的机制是什么？发热的常见原因有哪些？

2. 什么是应激？应激是如何发生的？对机体有哪些影响？

教师引导

1. 本案例第一幕描述的主要议题是发热和应激。这两种机体反应比较常见，很容易被学生忽略，学生会觉得信息太少，没有什么可以讨论的。

2. 教师要引导学生关注正常体温和体温调节，提问学生“体温升高是否一定就是发热”，讨论发热与过热的关系、发热的原因和机制。

3. 引导学生讨论什么是应激、应激反应的对机体的影响。

4. 深海鱼引起的感染不是重点议题，但教师可以引导学生思考有哪些人容易被深海鱼刺伤并引起感染、此类感染的主要危险等，但避免占用太多时间。

第二幕

1 小时后，杜医生被送到了医院。此时他的左手及手臂已经因疼痛和肿胀不能活动，体温升高到 39.4 ℃，伴有寒战，心率 130 次 / 分。血压 110/70 mmHg。手指疼痛急剧加重，精神烦躁不安。急诊化验血常规：白细胞 15.6×10^9/L，中性粒细胞百分比为 91%。主治医生立即进行清创手术，同时给予补液和抗生素治疗。

第二天早查房时，杜医生的病情稳定，人看上去精神了很多，体温下降到 38.3 ℃，血压 140/80 mmHg。但是到了傍晚，杜医生的体温再次升高到 39.2 ℃，远端指间关节出现坏疽样静脉淤血外观，感觉完全丧失。他的表情淡漠，面色苍白，四肢冰冷，腹部疼痛，呕血约 200 ml，血压 100/60 mmHg，尿量每小时 18 ml。经主治医生全力抢救，上消化道出血得以控制。急诊手术探查伤口，见远端指间关节至指尖的组织坏死，伴动脉栓塞。尽管采用了强效抗生素，但感染还是呈现出快速蔓延的趋势。作为一名外科医生，杜医生清楚地知道，如果感染不能控制，坏死会很快从手指蔓延到手掌，再波及上肢。随着坏死的发生，各种炎症因子也会被释放入血，后果不堪设想。无奈之下，杜医生只好同意医生的建议，手术截除了坏死的左手环指。

关键词

血压（blood pressure）

呕血（hematemesis）

组织坏死（tissue necrosis）

炎症因子（inflammatory factor）

休克

重点议题 / 提示问题

1. 患者为什么出现呕血？可能的原因是什么？

2. 患者体温、心率和血压的变化有何临床意义？

3. 组织坏死对机体有什么影响？

4. 什么是炎症因子？炎症因子是如何产生的？炎症因子对机体有哪些影响？坏死组织会释放哪些炎症因子？

5. 患者为什么会烦躁不安？面色苍白、四肢冰冷意味着什么？

6. 哪些原因会导致休克？休克分哪些种类？休克的病理生理过程如何？对机体有哪些影响？休克有哪些临床表现？临床上处理休克应遵循哪些原则？

7. 在没有细菌敏感试验情况下，如何选用抗生素？

教师引导

1. 第二幕出现的症状与体征主要是组织坏死、休克、上消化道出血。

2. 教师要注意培养学生的临床思维，可以提问学生如“患者心率 130 次 / 分、血压 110/70 mmHg，有什么临床意义”等问题。

3. 学生可能仅关注到感染性休克，教师要注意引导学生思考除了感染外，还有哪些因素能够导致休克。

4. 教师要引导学生关注休克中的细胞代谢、结构改变和器官功能障碍。可以提问学生，“休克发生时，患者会出现多器官功能障碍，其主要原因是什么”。

5. 教师要引导学生讨论为什么患者的尿量减少、尿量减少代表了什么。

6. 教师要引导学生关注为什么患者的神志会发生改变、为什么从最初的烦躁不安到后来的神情淡漠。

四、参考资料

1. Scully, Eileen P., et al. "Just a Cut." New England Journal of Medicine, 2016(375): 1780–1786.

2. 王建枝，钱睿哲 . 病理生理学 . 北京：人民卫生出版社，2005.

3. Guyton &Hall. Textbook of Medical Physiology. 11th Edition. Philadelphia: Elsevier, 2006.

4. Stephen J. McPhee, Gary D. Hammer.Pathophysiology of Disease. 6th Edition. New York: McGraw–Hill, 2010.

5. Corwin, Elizabeth J. Handbook of Pathophysiology. 3rd Edition. Philadelphia: Lippincott Williams & Wilkins,2008.

PBL 案例教师版

小伤口 大麻烦Ⅱ

课程名称：疾病机制模块

使用年级：二年级

撰 写 者：张忠芳

审 查 者：PBL 工作组

汕头大学医学院

ShanTou University Medical College

一、案例设计缘由与目的

（一）涵盖的课程概念

本次课程为“疾病机制”模块的 PBL 讨论案例，是《小伤口 大麻烦Ⅰ》的续集，主要内容为弥散性血管内凝血（DIC）的病理生理学机制。学生在上一个案例中，对主人公的病情起源和发生发展过程已经进行了讨论。尽管为了控制感染，患者被迫切除了坏死的手指，但病情并没有得到缓解。在本案例中，患者的感染继续加重，开始出现牙龈出血、血红蛋白量减少、出凝血时间延长等 DIC 的早期表现，最后不得不手术截除上臂才最终控制住感染。通过本案例的讨论，学生学习正常凝血与抗凝血平衡及其调节机制、凝血与抗凝血紊乱的基本环节和主要表现、DIC 的病理生理学机制。重点掌握凝血与抗凝血紊乱的基本环节，DIC 的诱因、发病机制、临床表现和治疗原则。

（二）涵盖的学科内容

生理学层面　血液生理，正常凝血与抗凝血平衡及其调节机制，包括细胞抗凝和体液抗凝；凝血与抗凝血紊乱的基本环节和主要表现；裂体细胞；血栓形成。

病理生理学层面　凝血功能障碍的原因和发生机制；出血性疾病的特点；DIC 的病因；影响 DIC 发生发展的基本因素；DIC 的发生机制；DIC 的主要临床表现；DIC 的分期、分型；DIC 防治的病理生理学基础；多器官功能障碍。

药理学层面　常见的凝血和抗凝药物。

人群层面　医生自己面临重大疾病时应该如何应对？

（三）案例摘要

主人公杜医生手指上一个小小的伤口引发感染性休克，不得不切除坏死的手指，但厄运并没有就此放过杜医生。在手指切除后第二天，他的病情并没有缓解，患肢疼痛加剧，血压下降，纤维蛋白原减少，凝血时间延长，最后不得不手术截除上臂才最终控制住感染，得以幸存。

（四）案例关键词

出血（hemorrhage）

凝血（coagulation）
弥散性血管内凝血（disseminated intravascular coagulation，DIC）
休克（shock）

二、整体案例教学目标

（一）学生应具备的背景知识

学生已经学习了疾病机制病理学部分、感染与免疫；有一定的药理学基础。

（二）学习议题或目标

1. 群体－社区－制度（population，P）
有哪些人群容易发生海洋弧菌感染？如何防治？
2. 行为－习惯－伦理（behavior，B）
医生自己发生危重疾病的时候，如何面对？
3. 生命－自然－科学（life science，L）
（1）机体正常凝血与抗凝血平衡
（2）凝血与抗凝血平衡功能紊乱
（3）多器官功能障碍
（4）DIC 的病因、发生发展过程及机制、临床表现和治疗原则的病理生理学基础
（5）海洋弧菌感染

三、整体案例的教师指引

1. 本案例内容涵盖正常凝血与抗凝血平衡及其调节机制，包括细胞抗凝和体液抗凝，凝血与抗凝血紊乱的基本环节和主要表现，DIC 的原因、发生发展机制、临床表现和治疗原则。

2. 学生可能会急于讨论 DIC 的临床表现和治疗原则，教师要注意引导学生的讨论顺序。首先讨论正常的凝血与抗凝血平衡、凝血与抗凝血紊乱的基本环节和主要表现，再过渡到 DIC。

3. DIC 的病因有很多，最常见的是感染性疾病，这也是本案例描述的情境。但在讨

论过程中，教师要注意引导学生思考：除了感染外，还有哪些因素会引发 DIC？ DIC 发生的机制是什么？

4. DIC 的基本病理过程是广泛性血栓形成和由此导致的凝血因子的大量消耗，因此最终会导致多器官损伤。教师要引导学生思考：除了案例中描述的症状和体征外，还会有哪些器官受累？会有哪些临床表现？

5. 本案例是为大三学生设计的，DIC 的治疗不是主要议题。但教师可以引导学生从病理生理学的角度出发，思考 DIC 的治疗原则。

6. 医生成为患者，遭遇重大疾病或创伤时，应该如何面对？

第一幕

杜医生因手指感染严重，出现休克，不得不切除坏死的手指，并给予敏感抗生素及其他支持疗法。术后次日早上（距最初受伤 4 天），杜医生的患肢不适并未缓解，反而持续加重。检查发现，他的手背部皮肤出现新的缺血性坏死病灶。再次进行清创、冲洗，清创后病情稳定。但术后第三天晚些时候，患者伤口部位的疼痛再次加重，伴发热，体温 39.7 ℃，血压 90/60 mmHg。紧急手术探查，发现坏死组织及灰色液体已经延伸到前臂远端。患者出现呼吸困难、恶心、呕吐、巩膜轻度黄染、嗜睡、牙龈出血、皮肤散在出血点，实验室检查提示患者已经出现凝血功能障碍。

关键词

缺血性坏死（ischemic necrosis）

出血

呼吸困难（dyspnea）

巩膜黄染（icteric sclera）

嗜睡（somnolence）

凝血功能障碍（coagulation disorders）

重点议题 / 提示问题

1. 什么是缺血性坏死？

2. 呼吸困难、恶心呕吐、巩膜黄染、牙龈出血和皮肤出血点产生的原因是什么？患者同时出现这些症状有什么临床意义？

3. 为什么患者会出现凝血功能障碍？正常凝血的过程和机制是什么？导致出血的机制是什么？哪些原因会导致凝血功能障碍？

教师引导

1. 本案例是《小伤口 大麻烦Ⅰ》的续集。第一幕描述的主要症状和体征是 DIC 的早期表现，比如呼吸困难、牙龈出血等。教师要注意引导学生深入挖掘这些现象的实质，特别是对“出血现象”的讨论要全面。教师要引导学生从正常凝血与抗凝血过程开始，学习血液凝固的生理学原理。

2. 可以提问学生“血液为什么会凝固”“什么情况下会发生凝血功能紊乱”，进而讨论凝血功能障碍及其临床表现。

3. 教师要引导学生思考：在严重感染的情况下，患者出现牙龈出血、皮肤出血点意味着什么？

4. 为了明确诊断，还需要检查哪些指标？

5. 该如何紧急处理？

第二幕

实验室检查：Hb 70 g/L（120 ~ 160 g/L），RBC 2.7×10^{12}/L［（4 ~ 10）$\times10^{12}$/L］，外周血见破碎红细胞；血小板 85 $\times10^{9}$/L［（100 ~ 300）$\times10^{9}$/L］，纤维蛋白原 1.78 g/L（2 ~ 4 g/L）（各项化验结果，若学生不知正常范围，可

括号提示正常范围）；凝血酶原时间 20.9 s（16 ~ 18 s），3P 试验阳性。尿蛋白 ++，尿 RBC+。

杜医生病情恶化，生命危在旦夕，医生不得不为杜医生做了左前臂截肢手术。同时进行抗生素治疗、抗休克治疗、纠正酸中毒、抗 DIC 治疗等，最终转危为安。多次血培养和组织培养，最终的阳性结果证实杜医生为海洋弧菌感染。

术后 6 个月，杜医生给自己左臂装上了假肢，并积极进行康复训练。尽管不能再为患者做手术了，但杜医生还是回到了医院，回到了手术室。他用自己丰富的临床经验，悉心指导年轻的住院医生。

一个人可以被消灭，但不应被打败。

关键词

血红蛋白（hemoglobin）

红细胞（erythrocyte）

裂体细胞（smudge cell）

凝血酶原时间（prothrombin time，PT）

纤维蛋白原（fibrinogen）

3P 试验（plasma protamine paracoagulation test）

蛋白尿（proteinuria）

血尿（hematuria）

DIC

重点议题 / 提示问题

1. 红细胞、血小板、血红蛋白、裂体细胞都有哪些生理作用？

2. 检查破碎红细胞有何意义？

3. 什么是凝血酶原时间和纤维蛋白原？如何测定？正常值是多少？有何临床意义？

4. 什么是3P试验？其测定原理和临床意义是什么？

5. 患者为什么出现蛋白尿和血尿？有何临床意义？

6. 什么是DIC？导致DIC的原因有哪些？DIC发生发展的因素和机制是什么？DIC时机体的主要反应及临床表现有哪些？DIC与休克有何关系？DIC的治疗原则是什么？

7. 医生成为患者，遭遇重大疾病或创伤时，应该如何面对？

8. 对于海洋弧菌的致病性，应当吸取什么教训？

教师引导

1. 本案例第二幕主要关注DIC的发生发展过程、实验室检查的主要指标变化、多器官功能改变等。教师可以引导学生从牙龈出血和皮肤出血点出发，思考出血、凝血的过程，凝血功能障碍的临床表现和实验室检查。

2. 本案例所述是感染引发的DIC，教师要引导学生思考除了感染外，还有哪些原因可能引发DIC、机制是什么。

3. 本案例中第一幕描述了呼吸困难、巩膜黄染、恶心呕吐，第二幕中患者又出现血尿和蛋白尿，教师要引导学生思考这些临床表现的发生机制是什么。

4. 可以进一步引导学生，除了呼吸系统、消化系统、泌尿系统外，在DIC发生时，还有哪些其他器官系统会受到影响，患者还会有哪些临床表现，产生这些临床表现的病理生理学机制是什么。

5. 本案例患者首先是严重感染导致休克，而后又出现DIC。休克和DIC发生是怎样的关系？

6. DIC的治疗不是主要议题，但在讨论的过程中，教师可以引导学生从DIC的发生发展过程和病理生理学机制出发，考虑如何处理DIC。

7. 教师要引导学生思考医生这个特殊群体，当医生成为患者，遭遇危重病时应该如何应对。

四、参考资料

1. Scully, Eileen P., et al. "Just a Cut." New England Journal of Medicine, 2016(375): 1780-1786.

2. 王建枝，钱睿哲 . 病理生理学 . 北京：人民卫生出版社，2005.

3. Guyton &Hall. Textbook of Medical Physiology.11th Edition. Philadelphia: Elsevier, 2006.

4. Stephen J. McPhee, Gary D. Hammer. Pathophysiology of Disease. 6th Edition. New York: McGraw-Hill,2010.

5. Corwin, Elizabeth J. Handbook of Pathophysiology. 3rd Edition. Philadelphia: Lippincott Williams & Wilkins,2008.

消化与营养模块

案例

消化与营养模块介绍

【课程概述】

本模块是消化系统功能和疾病、人群营养与疾病相关内容多重整合课程，具备基础－基础、基础－临床、临床－影像、营养－疾病等多重整合特征，主要讲授消化系统消化功能、消化系统疾病病理学、作用于消化系统的药物、消化系统疾病内镜与影像学检查、常见消化系统疾病总论、非营养物质代谢、人体必需的营养素和能量、人群营养状况评价和干预、特殊人群营养指导、常见营养失调所致疾病及其防治等内容。本课程涵盖消化系统、正常人群营养及常见疾病相关基础和临床知识，是学生学习消化系统、人群营养疾病诊治的重要课程。

本课程包括 66 学时，其中理论 56 学时，讨论课 4 学时，实验课 6 学时。

【课程总体目标】

完成本模块学习后，学生应该能够：

1. 解释人体消化与吸收功能的生理机制。

2. 从生理学角度分析消化系统功能紊乱或异常的发病原因。

3. 描述和识别正常与疾病状态下消化系统的影像学特征。

4. 描述和辨认胃炎、非特异性肠炎、消化性溃疡、肝胆疾病、食管癌、胃癌、大肠癌、胰腺癌和胰腺炎的基本病理变化。

5. 阐述肝胆在物质代谢和生物转化中的作用，解释体内主要物质代谢的相互联系和调节途径，阐述肝功能不全临床综合征发生的病理生理机制。

6. 列出胃肠内镜检查的适应证、禁忌证和并发症；描述常见消化系统疾病内镜下的基本表现，解释其临床意义和诊断要点。

7. 阐述消化性溃疡、急性胰腺炎、肝硬化的临床表现、鉴别诊断和治疗要点；解释相关药物的作用机制和适应证。

8. 分析人群一般营养需求，评估个体营养状况，为特殊人群制订合理的营养膳食方案。

PBL 案例教师版

美丽的代价

课程名称：消化与营养模块

使用年级：三年级

撰 写 者：李冠武　吴丽萍

审 查 者：PBL 工作组

汕头大学医学院
ShanTou University Medical College

一、案例设计缘由与目的

（一）涵盖的课程概念

本案例为“消化与营养”模块 PBL 讨论案例，内容为膳食营养与人体健康的关系。案例通过介绍大学生艾美违背科学、盲目减肥导致神经性厌食，最终由营养失调引发身体的一系列变化，让学生学习“消化与营养”模块中有关食物与营养的基本概念，引导学生结合之前所学能量代谢的基本知识，讨论人体对营养的正常需求、营养素与食物的关系、营养状况评估及常见营养失调所致疾病的临床表现、检查及其防治等知识。同时，通过关注部分人群罔顾健康、盲目追求“苗条”的社会问题，引导学生关注“健康”的真正含义，树立正确的“美”育观。进而引发学生在治疗身体疾病的同时，关注相关人群的心理健康、人文关怀等。

（二）涵盖的学科内容

生理学层面　营养物质的吸收途径和机制。

生物化学层面　糖和脂质的代谢及物质代谢调控。

心理学层面　神经性厌食的心理疏导和药物治疗。

内科学层面　营养失调（肥胖和消瘦）的临床表现和评估、分级。

预防医学层面　人体对营养素的正常需求、营养物质的来源、营养失调问题的防治。

人群层面　正确认识“健康”和“美”的内涵。

（三）案例摘要

艾美，18 岁女大学生，性格内向，由于常听周围人议论她胖，决心节食减肥。随后通过减少甚至不进主食，只进食少量水果、蔬菜，半年内体重从原来的 70 kg 急剧下降到 40 kg，并出现闭经。家人陪同其至医院检查：体温 36.5 ℃，脉搏 62 次 / 分，呼吸 19 次 / 分，血压 95/60 mmHg。身高 162 cm，体重 40 kg。体型消瘦，皮下脂肪极少，皮肤干燥，弹性差。意识清楚，衣着得体，懒言，问答切题。心、肺、腹及神经系统查体未见异常，双下肢轻度水肿。肝功能检查：血浆白蛋白 30 g/L（正常值 35 ~ 45 g/L），余项正常。血尿常规、肾功能、甲状腺功能无异常。胸片、心电图、脑电图、头颅 CT 均正常。诊断为神经性厌食，给予心理疏导、补充营养和抗焦虑药物治疗。

（四）案例关键词

肥胖（obesity）

神经性厌食（anorexia nervosa）

营养评估（nutrition assessment）

能量代谢（energy metabolism）

消瘦（emaciation）

二、整体案例教学目标

（一）学生应具备的背景知识

本案例供临床医学专业三年级学生使用，该层次学生已经具备消化系统相关解剖、生理、病理学基础；并学习了“三大物质”代谢、物质代谢调控的相关内容；在临床技能模块也学习了营养状况的体格检查；学生还具有一定的文献检索知识基础；熟知PBL的学习流程。

（二）学习议题或目标

1. 群体－社区－制度（population，P）

关注肥胖人群的健康与心理咨询、人文关怀以及营养指导。

2. 行为－习惯－伦理（behavior，B）

（1）社会对肥胖人群存在哪些歧视？如何消除？

（2）如何正确处理健康与形体美的关系？

3. 生命－自然－科学（life science，L）

（1）营养状况评估方法和分级（体质指数、理想体重、消瘦和肥胖的概念）

（2）健康人群膳食营养需求及来源／膳食指南

（3）不同食物营养素的含量／膳食营养调配原则

（4）节食减肥过程中的物质代谢调节

（5）节食、减肥过程中出现恶心、闭经的原因

（6）节食、减肥过程中引起皮肤干燥、弹性差的原因

（7）本案例中患者血浆白蛋白下降的原因／为什么双下肢轻度水肿？

（8）神经性厌食的发病原因（与过度节食是否有关）

（9）神经性厌食的诊断标准。是否是一种精神疾病？有何检查异常？

（10）成人营养缺乏的症状、体征、实验室检查及其防治（包括心理干预）

（11）帮助艾美制订合理的膳食营养治疗方案 / 治疗膳食

三、整体案例的教师指引

本案例开篇说明大学生艾美性格内向，身体变胖，为后面偏执减肥埋下伏笔。随后介绍其身高、体重，引发头脑风暴。教师可以引导学生计算艾美的理想体重、体质指数，判断艾美是否“肥胖”，并为肥胖患者制订合理的膳食指导。

此后，通过艾美的减肥食谱，学习不同食物中营养素的含量，营养物质的吸收、利用，健康人群的营养需求及均衡营养与健康的关系。此后，随着减肥“成功”，艾美体重持续下降，可以学习营养状态评估及分级，学习营养不良的概念。艾美随后出现一系列身体和心理问题，引导学生关注营养失调的临床表现和防治。教师需注意引导学生提出从 P（population）、B（behavior）到 L（life science）三个层面的学习目标，不可忽视。可通过关注艾美减肥计划是否科学、减肥采用服泻药等极端方法是否合适等问题，提示学生关注社会是否会对胖人存在审美的偏差和歧视、如何消除偏见等问题，引导学生关注一味追求“苗条”引发的健康问题。

第一幕

艾美，18 岁，医学院大三学生，长相姣好，性格内向。从初中到高中不乏追求者，但由于学习压力大，她也没有心思打扮，更无心回应这些追求者。现在上大学了，学习轻松，本想可以很好地谈一场恋爱，但由于高考后的放松，身体迅速变胖，找不到昔日的自信，甚是苦恼。

在大学校园里也常听周围人议论她身材偏胖（身高 162 cm，体重 70 kg），觉得很受打击，于是决定节食减肥，并制订了详细周密的节食计划，欲在 3 个月内将体重减到 50 kg。开始每日进食少量主食，按照所学的生化知识计算，每天最多不超过 150 g。以后就不吃主食，不吃肉，只进食少量蔬菜、水果。随后，时常通过服泻药、抠吐等方式减轻体重。虽然体重已经减下来，但依旧感觉不满意，还经常通过跑步、打球等增加运动量的方式来消耗脂肪。每次吃饭都认真计算摄入的卡路里，每天无数次地照镜子，看镜中自己的模样和身材，思考怎么把这些卡路里消耗掉。2 个月后体重渐下降到 51 kg。她即便体重明显下降，但仍认为自己太胖，似乎依旧听到周围人议论她身材胖，因此继续节食减肥。从刚开始的有意识地节食，到后来不敢吃东西，多吃一点就恶心。半年前体重下降到 40 kg，并出现闭经。家人曾带其到综合医院检查，无器质性疾病。医生建议去营养科进行膳食营养评估，并前往消化科检查。

关键词

性格内向（introversion）

身材偏胖（chubby）

减肥（lose weight）

恶心（nausea）

闭经（menostasis）

重点议题 / 提示问题

1. 身体体质指数 (BMI) 的定义以及肥胖的判断标准。
2. 食物与营养的基本概念以及人类的一般营养需求。
3. 健康人群膳食指南内容及应用。
4. 营养状况的评估方法（特别注意热量计算）。
5. 营养失调的表现（肥胖、消瘦）。
6. 低蛋白饮食的后果。
7. 科学的减肥方法。
8. 体重短期下降过快的后果。
9. 闭经的原因。

教师引导

1. 第一次讨论前，教师最好讲明学习规则和时间安排，让学生明白自己的责任和义务，学习自我管理。

2. 学生最主要讨论膳食与营养和健康的关系、营养状态评估的方法，提醒学生注意热量计算问题。

3. 学生可能会讨论到多重才算肥胖的问题，这个讨论要避免用生活化的主观感觉来描述肥胖，提示学生采用 BMI 来判断体重是否异常。

4. 可以适当讨论减肥的方法，但主要应涉及能量代谢调控和平衡、脂质代谢的调控，引导学生讨论肥胖患者膳食营养管理问题。

5. 引导学生对过度减肥所造成的不良后果进行讨论。

6. 不吃主食、不吃肉可以保持健康吗?

第二幕

家人带艾美来到消化科门诊，医生给予问诊和各项常规检查，信息如下：

1. 病史、既往史及家族史：既往体健，无胃炎病史，无高血压等遗传病史，无精神异常或癫痫发作史，无高血压、糖尿病史，无急慢性传染病史及遗传病史。

2. 体格检查：体温 36.5 ℃，脉搏 62 次 / 分，呼吸 19 次 / 分，血压 95/60 mmHg。身高 162 cm，体重 40 kg。体型消瘦，意识清楚，衣着得体。懒言，问答切题。皮肤黏膜无黄染及出血点，表浅淋巴结未及肿大，皮下脂肪极少，皮肤干燥，弹性差，双下肢轻度水肿，心、肺、腹及神经系统查体未见异常。

3. 实验室检查

肝功能检查：血浆白蛋白 30 g/L（正常值：35 ~ 45 g/L），余正常。

血尿常规、肾功能、甲状腺功能正常，胸片、心电图、脑电图、头颅 CT 均正常。

医生诊断为神经性厌食，并给予心理治疗、饮食治疗和抗焦虑药物治疗。

艾美自己认为没有大问题，还是觉得自己很胖，因此不配合治疗，继续节食减肥。营养科医生为艾美制订膳食方案，嘱其一定遵守执行。

关键词

消瘦（emaciation）

水肿（edema）

白蛋白低（hypoalbuminema）

神经性厌食（anorexia nervosa）

重点议题 / 提示问题

1. 艾美的营养状况如何？皮肤干燥、弹性差的原因是什么？
2. 血浆白蛋白下降的原因及后果是什么？
3. 神经性厌食的诊断标准是什么？
4. 常见营养缺乏所致疾病及其防治是什么？
5. 制订膳食营养方案（针对艾美的营养不良）。

教师引导

一定注意本案例虽为“神经性厌食”病例，但学习的重点不是疾病本身的病因、机制、治疗等，而是要学生学习由此导致的营养缺乏问题。所以学习的重点是讨论食物、营养素和健康的关系，营养评估的方法以及营养失衡导致代谢失衡后引起的疾病。因此，对于神经性厌食的诊断标准，不需要讨论得太深入。引导学生以神经性厌食的防治为切入点，讨论常见营养失调所致疾病及其防治。

适当引导学生从神经性厌食的发病机制为切入点复习节食减肥过程中糖、脂质代谢的调节。同时引导学生不仅要对特殊人群膳食营养给予专业指导，同时要给予相应的心理辅导以及人文关怀。

四、参考资料

1. 周爱儒. 生物化学与分子生物学. 北京：人民卫生出版社，2013.

2. 孙贵范. 预防医学. 北京：人民卫生出版社，2010.

3. 邝贺龄，胡品津. 内科疾病鉴别诊断学. 北京：人民卫生出版社，2006.

五、PBL带教前会议记录

参加者：案例撰写者，带教教师

案例名称：美丽的代价

会议内容

主要议题：

本案例为临床三年级学生使用，要求学生整理运用能量代谢的基本知识、营养状况的评估。

学生非常熟悉PBL流程。

根据实际情况，建议将年龄改为19岁，大一学生。

在两次课程结束后，需要学生对案例本身进行反馈和评价。

案例重点问题：BMI；健康人群膳食指南；营养状况评估；低蛋白饮食的后果。

六、PBL带教后会议记录

参加者：案例撰写者，带教教师

案例名称：美丽的代价

对讨论的流程：

学生对学习流程非常清楚，进入状态较快而主动。

开始讨论前确定了记录员，并确定相应的时间安排；用约15 min的时间进行warm-up，学生参与度好。

对案例的反馈：

本次案例设计以过度减肥为例，分析人群的营养需求，评估个体营养状况。

在“消化与营养”模块，该案例所涉及的主要是营养-疾病部分的内容。案例阳性体征少，临床内容少，学生讨论时容易缺少依托。

教师应适时引导学生由本案例延展出膳食指南、营养评估、制订膳食营养方案等内容，围绕案例整体教学目标，引导学生设定课后具体、详细的目标。

存在的主要问题及建议：

不同模块之间学习的内容可以考虑穿插在同一个案例里面，或者前后时间错开；同时进行两个案例准备时间不足。

用更有针对性的案例，能够提高学习的积极性，同时学习目标更加准确。

七、PBL 课后学生形成的学习目标

1. 体重骤变的定义和意义。
2. 泻药的类别、机制、不良反应。
3. 膳食营养评估，即如何健康减肥。
4. 神经性厌食的定义、症状、分类、诊断、原因、治疗、预后、未治疗的后果，焦虑的定义。
5. 抗焦虑药物的药理作用。
6. 低蛋白对机体的危害（生化）。
7. 闭经的原理（营养问题）。
8. BMI 的概念和应用。
9. 如何对健康人进行营养膳食评估?
10. 糖、脂质和蛋白质三大物质代谢的联系。

八、PBL 课后学生对案例的反馈

内容上，这个案例属于“消化与营养”模块的膳食营养部分。因为膳食营养这一部分的学习内容难以用一种该模块的典型疾病作为切入点，所以我们可以看到该案例是从精神病学模块的神经性厌食切入。撰写者原本希望我们能够聚焦在体重的减轻程度以及减肥过程中的能量计算上面，但是在讨论过程中，我们都很急于探究背后的病因，更多地关注神经性厌食，而该病属于精神病学，与膳食营养似乎不太匹配，给同学们的讨论带来了一定的困惑。因此，我们建议案例调整侧重，多描述患者因营养不良导致的症状与后果，而不要在厌食症的发生发展上花费太多工夫描述。

纵观整个案例，撰写者用了很多笔墨去描写一个自卑的女孩，引出了“高考压力”“早恋”“以瘦为美”“减肥”等 population、behavior 的内容。但是我们在讨论上比较

难以展开。案例的结尾，艾美依然节食减肥，我们在“应该如何开导”的方面也无从下手，同时我们认为这样的一个结尾会让同学们愈发把注意力放在精神病学的学习上，与案例本身的编写目的有很大的偏差。

逻辑上，该案例在减肥计划进展的描述部分不够清晰。“开始每日进食少量主食”是指除了少量主食以外其他菜品无限制还是不进食主食以外的食物？同样道理，“每天不超过 150 g”是指主食的分量还是所有食物的分量？由于这一部分的描述不清，使我们在讨论的时候产生了分歧，很难达成一致并将讨论进行下去。并且，在第二次课分享的时候，对我们的具体计算也造成了困扰，难以做出较为准确的判断。如果案例对减肥计划的进展方面能给出更清晰的描述，将更有利于我们对膳食营养计算方面的讨论与相关知识的学习。

我们认为该案例的学习目标中，“神经性厌食”及查体、实验室检查异常指标的临床意义较容易掌握。而与该模块相关的热量计算、膳食营养评估较难掌握，仍需要在理论课进一步学习。

（郑单丹）

PBL 案例教师版

欢宴后的痛

课程名称：消化与营养模块

使用年级：三年级

撰 写 者：俞　晶　吴丽萍

审 查 者：PBL 工作组

汕头大学医学院
ShanTou University Medical College

一、案例设计缘由与目的

（一）涵盖的课程概念

本案例是“消化与营养”模块中的PBL讨论案例，主要内容为“急性胰腺炎”。本阶段学生已经学习了人体消化系统的结构和生理功能，对消化系统疾病总论已有一定了解，但还缺乏系统性以及对临床问题的针对性讨论。通过该案例的讨论，希望学生能够为内科学核心模块的进一步深入学习打下基础。案例以生活中常见的“腹痛”现象作为引子，患者既往有胆石症，此次由于参加宴席，暴饮暴食过后诱发了急性胰腺炎。一方面，希望学生通过该案例的讨论，学习急性胰腺炎常见的病因、发病机制、临床表现、实验室检查、影像学特点及治疗方案等。另一方面，由于腹痛病例在临床上非常常见，而本案例设置了在胆石症基础上，由暴饮暴食诱发的急性胰腺炎的相应情景，培养学生鉴别伴有急腹症的疾病的临床思维，引发医学生在医学行为、道德与职业素养、人文关怀等方面更深入的思考。

（二）涵盖的学科内容

解剖组织层面　胰腺及其与周围重要组织器官的解剖关系。

生理层面　食物的消化、吸收和代谢的场所，胰腺在食物消化过程中的作用、机制及地位，胰腺的正常分泌过程，胰腺内分泌与外分泌的区别。

病理层面　急性胰腺炎的病理分型。

药理层面　生长抑素的定义、种类、药理机制及作用。

行为层面　正确看待患者既往对待“胆石症”及发病后自行口服“蜂蜜、654-2”的做法。评价治疗期间医生的用药行为是否得当。面对病情的疑问，讨论医生的处置方法。

社会层面　医务人员采取措施加强宣教，提高老百姓对急性胰腺炎的认识及重视程度。

（三）案例摘要

患者叶庆承，因“上腹痛伴呕吐半天”入院。患者饮酒、饱餐后出现上腹疼痛，初为上腹部痛，后以右上腹部疼痛为主，为持续性刀割样痛，进行性加重，并向右后背放射。伴有胸闷、心悸、反复呕吐（为非喷射性呕吐）。呕吐物为晚餐所食食物，混有浓烈的酒味，无鲜血或咖啡样物，呕吐后腹痛无缓解。自行服用“654-2”，腹痛未见明显改善。遂至当地县人民医院就诊。诊断考虑：腹痛原因待查，急性胆囊炎？急性胰腺炎？予以抗感染、解痉等治疗未见明显好转，并出现畏寒发热，为进一步治疗转至我院急诊内科就诊。既往有腹痛病史，诊断为“胆囊炎合并胆结石”。

（四）案例关键词

腹痛（abdominal pain）
急性胰腺炎（acute pancreatitis）
急性胆囊炎（acute cholecystitis）
急腹症（acute abdomen）
胆源性胰腺炎（biliary pancreatitis）

二、整体案例教学目标

（一）学生应具备的背景知识

学生应学习了消化系统中的解剖学、生理学、病理学、影像学等知识，对胰腺的正常结构与功能、胰腺疾病的病理学、影像学改变等有一定的知识积累，具有文献检索基础知识能力，熟悉 PBL 基本流程等。

（二）学习议题或目标

1. 群体－社区－制度（population，P）

对社区人群应该采取哪些宣传教育和预防措施？对患者人群该建立什么患者教育和随访制度？

2. 行为－习惯－伦理（behavior，B）

（1）医生应如何与患者沟通？

（2）医生的治疗措施是否针对病情的发展？

（3）引导学生重视加强对一些常见疾病的基本防治方法，以及正确生活方式的认知。

3. 生命－自然－科学（life science，L）

（1）急性胰腺炎的定义是什么？

（2）列举导致急性胰腺炎的病因、危险因素及其防治方法。

（3）描述急性胰腺炎的临床表现、诊断、分型及并发症。

（4）急性重症胰腺炎的症状、体征及相应的病理生理改变是什么？

（5）急性胰腺炎的营养支持方案是什么？

（6）针对本案例患者的病情做出鉴别诊断。

（7）若本案例患者的病情进展，可能的原因有什么？

（8）急性胰腺炎患者采取手术治疗的适应证有哪些？

三、整体案例的教师指引

1. 本案例内容涵盖的知识点比较多，包括胰腺的生理机制和作用，急性胰腺炎的病因、发病机制、临床特点、实验室检查指标、影像学特征、治疗原则及预后判断等。需要学生根据案例的发展逐一分析。急性胰腺炎是严重的消化系统疾病，虽本案例患者主要以胰腺炎症为主，但仍有少数患者可伴有全身多器官功能障碍，死亡率高。由于本病涉及全身炎症反应，因此学生容易只关注局部而忽略全局，教师可适时提醒。

2. 让学生对患者的一些日常行为进行梳理，并进行思考。由此引导学生重视加强对一些常见疾病的基本防治方法，以及正确生活方式的认知。

3. 让学生讨论最可能的病因是胆石症还是暴饮暴食，如何鉴别。

4. 让学生讨论急性胰腺炎治疗的关键是什么，治疗过程中如何评估疗效。

5. 鼓励学生对医生行为进行讨论，引发医学生对规范医疗行为、道德与职业素养、人文关怀等方面的思考。

6. 案例共三幕，三幕材料均在第一次课发放，带教教师视学生讨论情况分发三幕材料，制订学习目标。第二次课进行分享讨论。

第一幕

叶庆承的小儿子考上医学院啦！消息迅速在村子里传开！收到录取通知书的第二天，62 岁的老叶就张罗了一场晚宴。亲朋乡邻齐聚一堂，鸡鸭鱼肉，陈年美酒，祝贺之词……着实让老叶开心啊！

酒席散去后，有了几分醉意的老叶昏昏睡去。凌晨 2 时左右，突发的上腹部疼痛把老叶从睡梦中唤醒，伴有胸闷、心悸，随后老叶感觉恶心，接着就反复呕吐。呕吐物为晚餐所食食物，混有浓烈的酒味，但无鲜血或咖啡样物，非喷射性，呕吐后老叶感觉剑突周围有闷痛。叶妈妈以为老叶喝多了，泡了杯蜂蜜茶解酒，但老叶喝完后疼痛并没有缓解。老叶3年前就有过突发腹痛的情况，曾被诊断为“胆囊炎合并胆结石”，这次又出现腹痛，老叶以为老毛病又犯了。他从床头药盒子里取出一片“654-2”吃了下去，但腹痛还是没有明显改善，期间仍伴有呕吐。到凌晨3时多，腹痛转为以右上腹为主，为持续性痛，向右后背放射。刀割样的疼痛越来越剧烈，让老叶无法忍受，叶妈妈赶紧叫醒家人，把老叶送到当地县人民医院。

到医院时已是凌晨4时左右，急诊医生对老叶进行了体格检查，结果如下：T 37.2 ℃，P 78次/分，R 18次/分，BP 152/78 mmHg，双肺呼吸音弱，未闻及明显干湿啰音，心率78次/分，律齐，腹部稍膨隆，质软，上腹压痛，剑突下较明显，反跳痛可疑，肝区叩击痛可疑，墨菲征（+），肠鸣音正常。初步诊断：腹痛原因待查，急性胆囊炎？急性胰腺炎？并急查了胸片、心电图、血常规、血液生化和淀粉酶指标。

凌晨6时，检查结果提示：血常规白细胞偏高，急诊生化、胸片、心电图和淀粉酶未见明显异常。县医院考虑“急性胆囊炎”可能性大，予以抗感染、解痉等治疗，但直至凌晨7时，患者仍腹痛明显，同时伴有畏寒发热，县医院考虑病情加重，遂转至市医院急诊内科。

关键词

腹痛（abdominal pain）

急性胰腺炎（acute pancreatitis）

急性胆囊炎（acute cholecystitis）

饮酒（alcohol drinking）

饱餐（stuff）

胆结石（gallstones）

淀粉酶（amylase）

重点议题 / 提示问题

1. 腹痛病史采集的重点是什么?

2. 腹痛的初步诊断及检查是什么?

3. 导致腹痛、恶心呕吐的可能原因是什么?

4. 胆囊炎合并胆结石有哪些表现?老叶的症状是否是老病复发?哪些资料支持?

5. 654-2 是哪类药?有什么作用?

6. 老叶有没有可能是急性胰腺炎?判断依据是什么?

7. 急性胰腺炎常见的病因及诱因是什么?

8. 患者的脉压为何增大?

教师引导

1. 本案例第一幕出现的既往史及诱因线索比较多,既往胆结石、胆囊炎与此次腹痛发作是否有关联?可能导致患者饮酒、饱餐后出现上腹痛的相关疾病有哪些?要避免以偏概全,可引导学生列出和梳理症状和体征,全面分析,对可能的疾病与需要做的检查进行讨论和思考。

2. 让学生关注案例中的一些检查,如为什么要做血常规、淀粉酶、心电图,还可以做什么检查。

3. 让学生对患者的一些日常行为进行罗列和讨论,由此引导学生重视加强对一些常见疾病的基本防治方法,以及提高对正确生活方式的认知水平。

第二幕

老叶被送到市医院急诊内科时,已是上午 10 时了。接诊医生检查患者后,建议再次急查血常规、止凝血功能,急诊生化、肌钙蛋白和淀粉酶等。但患者家属起初质疑接诊医生重复检查，叶妈妈对接诊医生说："我们就是肚子痛而已，以前吃点药就好了，怎么搞那么复杂？有必要做那么多检查吗？"随后在接诊医生的解释及坚持下接受继续检查及诊治，检查结果显示白细胞偏高；胸片、心电图未见明显异常。其他化验结果如下：

序号	检验项目	结果	单位	提示	警告	参考范围	测定时间
1	凝血酶原时间测定(PT)	11.90	秒			10.5～14	2017.09.15 2
2	PT活性(PT%)	96.50	%			75～130	2017.09.15 2
3	凝血酶原时间比值(PTR	1.03	%			0.80～1.20	2017.09.15 2
4	PT国际标准化比率(PT	1.04	%			0.80～1.15	2017.09.15 2
5	活化部分凝血酶原时间(	21.10	秒	↓		25.0～34.0	2017.09.15 2
6	溶栓二聚体(DD)	4660.00	μg/L FEU	↑		<550	2017.09.15 2
7	纤维蛋白原(Fib)	3.00	g/L			2.00～4.00	2017.09.15 2
8	纤维蛋白降解产物(FDP	10.50	μg/ml	↑		0～5	2017.09.15 2

序号	检验项目	结果	单位	提示	警告	参考范围	测定时间
1	肌钙蛋白(cTnI)	0.10	ng/ml			0～0.5	2017.09.15 2
2	磷酸肌酸激酶同功酶(CK	1.80	ng/ml			0～5	2017.09.15 2
3	肌红蛋白(Myo)	18.00	ng/ml			0～80	2017.09.15 2

序号	检验项目	结果	单位	提示	警告	参考范围	测定时间
1	磷酸肌酸激酶(CK)	61	U/L			24～195	2017.09.15 2
2	乳酸脱氢酶(LDH)	321	U/L	↑		109～245	2017.09.15 2
3	谷草转氨酶(AST)	173	U/L	↑		13～35	2017.09.15 2
4	钾(K)	2.90	mmol/L	↓		3.50～5.30	2017.09.15 2
5	钠(Na)	141.20	mmol/L			137～147	2017.09.15 2
6	氯(Cl)	107.00	mmol/L			99～110	2017.09.15 2
7	钙(Ca)	2.06	mmol/L	↓		2.08～2.80	2017.09.15 2
8	二氧化碳结合力(CO2)	22.30	mmol/L			22.0～28.0	2017.09.15 2
9	葡萄糖(Glu)	10.80	mmol/L	↑		3.89～6.11	2017.09.15 2
10	尿素氮(BUN)	7.90	mmol/L	↑		2.5～7.0	2017.09.15 2
11	肌酐(Cr)	160	μmol/L	↑		45～133	2017.09.15 2
12	淀粉酶(AMY)	1967.00	U/L	↑		28～100	2017.09.15 2

序号	检验项目	结果	单位	提示	警告	参考范围	测定时间
1	Rh血型	阳性(+)					2017.09.15 2
2	血型	O型					2017.09.15 2
3	白细胞(WBC)	13.18	10E+9/L	↑		3.5～9.5	2017.09.15 2
4	嗜中性粒细胞比例(NE%)	94.10	%	↑		40～75	2017.09.15 2
5	淋巴细胞比例(LY%)	3.20	%	↓		20～50	2017.09.15 2
6	单核细胞比例(MO%)	2.60	%	↓		3～10	2017.09.15 2
7	嗜酸性粒细胞比例(EO%)	0.00	%	↓		0.4～8.0	2017.09.15 2
8	嗜碱性粒细胞比例(BA%)	0.10	%			0～1	2017.09.15 2
9	嗜中性粒细胞绝对值(NE	12.41	10E+9/L	↑		1.8～6.3	2017.09.15 2
10	淋巴细胞绝对值(LY#)	0.42	10E+9/L	↓		1.1～3.2	2017.09.15 2
11	单核细胞绝对值(MO#)	0.34	10E+9/L			0.1～0.6	2017.09.15 2
12	嗜酸性粒细胞绝对值(EO	0.00	10E+9/L	↓		0.02～0.52	2017.09.15 2
13	嗜碱性粒细胞绝对值(BA	0.01	10E+9/L			0.0～0.06	2017.09.15 2
14	红细胞(RBC)	4.17	10E+12/L			3.8～5.1	2017.09.15 2
15	血红蛋白(HGB)	91	g/L	↓		115～150	2017.09.15 2
16	红细胞压积(HCT)	0.283		↓		0.35～0.45	2017.09.15 2
17	红细胞平均体积(MCV)	67.9	fl	↓		82～100.0	2017.09.15 2
18	红细胞平均血红蛋白(MC	21.8	pg	↓		27～34	2017.09.15 2
19	红细胞平均血红蛋白浓度	322	g/L			316～354	2017.09.15 2
20	红细胞分布宽度变异数(	17.5	%	↑		11.5～14.5	2017.09.15 2
21	红细胞分布宽度标准差(	41.2	fl			39～46	2017.09.15 2
22	血小板(PLT)	202	10E+9/L			125～350	2017.09.15 2
23	血小板平均体积(MPV)	10.7	fl			6.0～12.0	2017.09.15 2
24	血小板容积比(PCT)	0.22				0.108～0.272	2017.09.15 2
25	血小板分布宽度(PDW)	12.2				9.0～17.0	2017.09.15 2
26	大血小板比率(P-LCR)	32.2	%			13～43	2017.09.15 2

关键词

淀粉酶（amylase）

胸片（chest radiography）

心电图（electrocardiogram）

血钙（serum calcium）

肌钙蛋白（troponin）

重点议题 / 提示问题

1. 该患者初步诊断及诊断依据是什么？

2. 淀粉酶在该病病程中的变化特点是怎样的？

3. 考虑血钙降低的原因。

4. 该患者在两家医院实验室检查中对比变化较大的结果是哪一项？

5. 该患者肌酐及尿素氮升高的原因是什么？

6. 疑诊急性胰腺炎时，应进行哪些项目的检查？

7. 县医院的初步诊断为什么考虑急性胰腺炎？有哪些方面的资料支持？哪些不支持？

8. 为什么当地县医院检查血淀粉酶无异常？可能的原因是什么？

9. 除上述检查外，还需做哪些检查？可能的结果是什么？

教师引导

1. 第二幕中，学生能够注意实验室检查中的淀粉酶项目出现阳性结果，并与第一幕的县医院检查结果对比联系起来。分析淀粉酶前后差异的原因。

2. 引导学生思考还有什么检查可以明确疾病的诊断。

3. 注意引导学生通过对疾病过程中淀粉酶的变化特点讨论其在胰腺炎病程中的变化特点及诊断意义。

第三幕

老叶住院后，医生再次详细询问了老叶发病的所有细节，认真查体，多方寻找病因，分析现有的所有实验室检查结果，评估可能存在的高危因素。并就患者病情与老叶家属进行了深入沟通，取得家属的理解和配合。医生给老叶做了进一步的相关实验室检查，结果如下：

序号	检验项目	结果	单位	提示	警告	参考范围	测定时间
1	降钙素原(PCT)	22.35	ng/ml				2017.09.16 0

序号	检验项目	结果	单位	提示	警告	参考范围	测定时间
1	C反应蛋白(CRP)	74.10	mg/L	↑		0.0～8.0	2017.09.16 1

序号	检验项目	结果	单位	提示	警告	参考范围	测定时间
1	尿胆原(URO)	阴性				阴性	2017.09.16 0
2	胆红素(BIL)	1+				阴性	2017.09.16 0
3	酮体(KET)	阴性				阴性	2017.09.16 0
4	潜血(BLO)	1+				阴性	2017.09.16 0
5	蛋白质(PRO)	1+				阴性	2017.09.16 0
6	亚硝酸盐(NIT)	阴性				阴性	2017.09.16 0
7	白细胞(LEU)	阴性				阴性	2017.09.16 0
8	葡萄糖(GLU)	阴性				阴性	2017.09.16 0
9	比重(SG)	1.025				1.003～1.030	2017.09.16 0
10	酸碱度(pH)	5.5				4.5～8.0	2017.09.16 0
11	微白蛋白(ALB)	>0.15	g/l			<0.15阴	2017.09.16 0
12	红细胞	65	/ul	↑		0～24	2017.09.16 0
13	红细胞团	未见	/ul			未见	2017.09.16 0
14	白细胞	12	/ul			0～26	2017.09.16 0
15	白细胞团	未见	/ul			未见	2017.09.16 0
16	鳞状上皮细胞	3	/ul			未见	2017.09.16 0
17	非鳞状上皮细胞	未见	/ul			未见	2017.09.16 0
18	过渡上皮细胞	未见	/ul			未见	2017.09.16 0
19	肾脏上皮细胞	未见	/ul			未见	2017.09.16 0
20	粘液丝	++	/ul			未见	2017.09.16 0
21	芽殖酵母菌	未见	/ul			未见	2017.09.16 0
22	假菌丝酵母菌	未见	/ul			未见	2017.09.16 0
23	细菌	未见	/ul			0～1890	2017.09.16 0
24	透明管型	未见	/ul			未见	2017.09.16 0
25	颗粒管型	未见	/ul			未见	2017.09.16 0
26	细胞管型	未见	/ul			未见	2017.09.16 0
27	蜡样管型	未见	/ul			未见	2017.09.16 0
28	上皮细胞管型	未见	/ul			未见	2017.09.16 0
29	草酸钙结晶	未见	/ul			未见	2017.09.16 0
30	尿酸结晶	未见	/ul			未见	2017.09.16 0

序号	检验项目	结果	单位	提示	警告	参考范围	测定时间
1	甲胎蛋白(AFP)	1.80	ng/ml			0.0～10.0	2017.09.16 0
2	铁蛋白	212.87	ng/ml			11.0～306.8	2017.09.16 0
3	糖类抗原CA125(OVL)	15.14	U/ml			<35.0	2017.09.16 0
4	糖类抗原CA199(GIIUO)	53.63	U/Ml	↑		<35	2017.09.16 0
5	癌胚抗原(CEA2)	2.66	ng/ml			0.15～9.7	2017.09.16 0

序号	检验项目	结果	单位	提示	警告	参考范围	测定时间
8	LD同功酶-1 (LD-1)	28	U/L			15.0~65.0	2017.09.16 0
9	谷草转氨酶 (AST)	244	U/L	↑		13~35	2017.09.16 0
10	谷丙转氨酶 (ALT)	98	U/L	↑		7~40	2017.09.16 0
11	谷氨酰转肽酶 (GGT)	344	U/L	↑		8~57	2017.09.16 0
12	碱性磷酸酶 (ALP)	307	U/L	↑		50~135	2017.09.16 0
13	胆碱酯酶 (CHE)	5.745	KU/L			4.30~13.2	2017.09.16 0
14	单氨氧化酶 (MAO)	9	U/L			0.0~9.0	2017.09.16 0
15	岩藻糖苷酶 (AFU)	23	U/L			12~40	2017.09.16 0
16	总蛋白 (TP)	70.30	g/L			65~85	2017.09.16 0
17	白蛋白 (ALB)	33.60	g/L	↓		40~55.0	2017.09.16 0
18	球蛋白 (GLB)	36.70	g/L			20~40	2017.09.16 0
19	白蛋白/球蛋白 (A/G)	0.92		↓		1.2~2.4	2017.09.16 0
20	总胆红素 (TBIL)	83.00	μmol/L	↑		1.7~20.5	2017.09.16 0
21	直接胆红素 (DBIL)	48.30	μmol/L	↑		0.0~6.0	2017.09.16 0
22	间接胆红素 (IBIL)	34.70	μmol/L	↑		0.0~14.0	2017.09.16 0
23	钾 (K)	3.25	mmol/L	↓		3.50~5.30	2017.09.16 0
24	钠 (Na)	140.20	mmol/L			137~147	2017.09.16 0
25	氯 (Cl)	107.10	mmol/L			99~110	2017.09.16 0
26	钙 (Ca)	1.94	mmol/L	↓		2.08~2.80	2017.09.16 0
27	二氧化碳结合力 (CO2)	20.70	mmol/L	↓		22.0~28.0	2017.09.16 0
28	葡萄糖 (Glu)	6.64	mmol/L	↑		3.89~6.11	2017.09.16 0
29	尿素氮 (BUN)	8.05	mmol/L	↑		2.5~7.0	2017.09.16 0
30	肌酐 (Cr)	118	μmol/L			45~133	2017.09.16 0
31	尿酸 (UA)	516.0	μmol/L	↑		120~420	2017.09.16 0
32	胱抑素 (CysC)	1.50	mg/L	↑		0~1.00	2017.09.16 0
33	总胆固醇 (Chol)	3.80	mmol/L			3.10~6.00	2017.09.16 0
34	甘油三酯 (TRIG)	1.09	mmol/L			0.45~1.60	2017.09.16 0
35	高密度脂蛋白胆固醇 (HD	0.95	mmol/L			0.8~2.35	2017.09.16 0
36	低密度脂蛋白胆固醇 (LD	2.40	mmol/L			<4.1	2017.09.16 0
37	淀粉酶 (AMY)	1917.00	U/L	↑		28~100	2017.09.16 0

CT 检查：

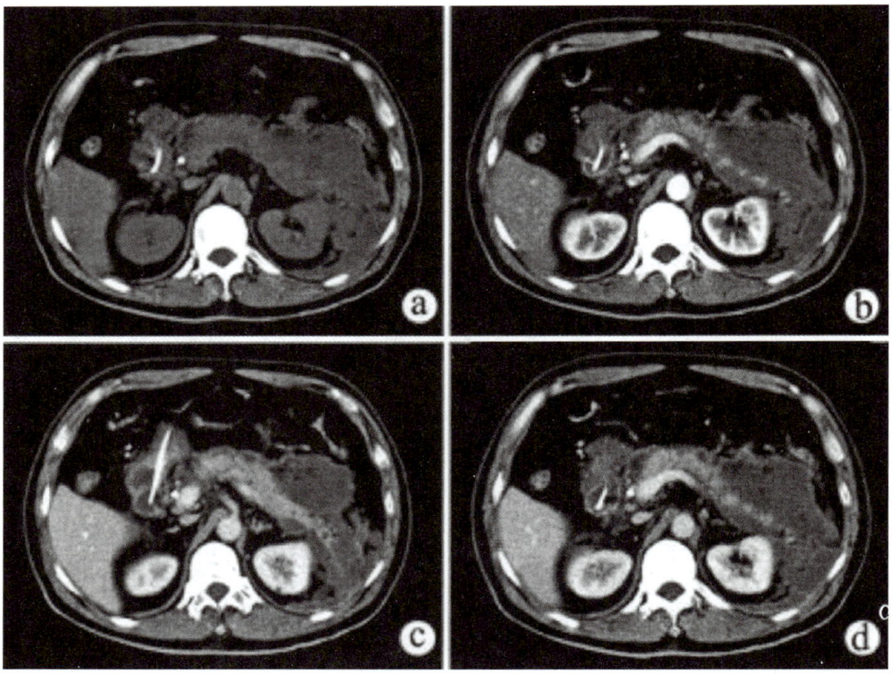

磁共振胰胆管造影（MRCP）检查结果：

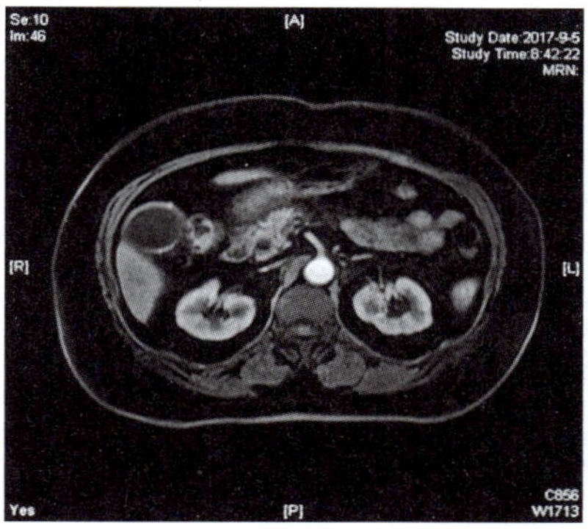

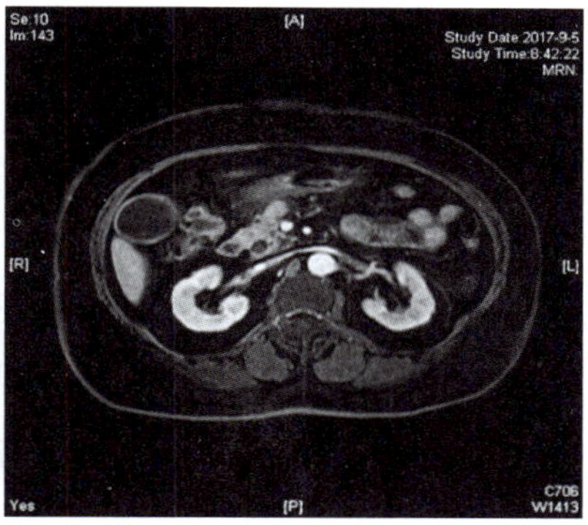

与此同时医护合力，密切监测生命体征、记录24小时液体出入量、动态评估病情程度。给予吸氧、补液、胃肠减压，使用亚胺培南、奥美拉唑、间苯三酚、生长抑素、抑肽酶、营养支持和对症治疗等一系列综合措施，全力救治老叶。

经过15天的精心治疗，老叶症状明显改善，各项化验指标恢复正常，终于可以出院了。老叶带着一家人与医生、护士告别，感谢大家的精心照顾。医生再次向老叶交代了注意事项，约定复查时间。这次开心酒席之后发生的腹痛，不仅让老叶感慨万千，也给即将进入医学院的小叶上了生动的一课。

关键词

淀粉酶（amylase）

胸片（chest radiography）

腹部CT（abdomen CT）

腹部MRCP（abdomen MRCP）

炎症指标（inflammatory biomarker）

血钙（serum calcium）

亚胺培南（imipenem）

生长抑素（somatostatin）

重点议题 / 提示问题

1. 该 CT 中可见的影像学变化有什么?

2. 老叶的检查结果提示了什么?

3. 老叶病情严重程度如何?评估要点是什么?

4. CT 和 MRCP 结果如何?判断要点有哪些?

5. 如何对老叶进行治疗?可能的治疗方案是什么?具体的治疗措施有哪些?

6. 生长抑素有什么作用?

7. 应使用哪一类抗生素?有何作用?为何选择亚胺培南?

8. 老叶治疗上还需使用什么药物?这些药物能够达到什么治疗目的?有无副作用?

9. 还有什么手段可以治疗老叶的疾病?依据是什么?

10. 面对急危重症患者,怎样进行有效沟通?

教师引导

1. 第三幕引导学生思考和讨论该患者已进行腹部 CT 检查,为何还需进行腹部 MRCP 检查。

2. 通过引导学生分析、对比 CT 及 MRI 的成像特点及不同,讨论两种检查在胰腺炎诊断中的优势和劣势,理解影像学检查在急性胰腺炎诊断中的作用。

3. 注意引导学生对治疗措施进行讨论,分析所选择的治疗手段和使用各药物的目的,理解在急性胰腺炎的治疗中器官支持和液体复苏的重要性。

四、参考文献

1. Van SD, Hallensleben N, Van HS, et al. Acute pancreatitis: recent advances through randomised trials. Gut, 2017, 66(11): 2024-2032.

2. Crockett S, Falck-Ytter Y, Feuerstein J, et al. American gastroenterological association institute guideline on initial management of acute pancreatitis.

Gastroenterology, 2018, 154(4).

3. Lew D, Afghani E, Pandol S. Chronic pancreatitis: current status and challenges for prevention and treatment. Digestive Diseases & Sciences, 2017, 62(7): 1702-1712.

4. Rinninella E, Annetta MG, Serricchio ML, et al. Nutritional support in acute pancreatitis: from physiopathology to practice. An evidence-based approach. European Review for Medical & Pharmacological Sciences, 2017, 21(2): 421.

5. 王鹏旭，尚东 . 急性胰腺炎的国内外主要指南分析 . 肝胆胰外科杂志，2017, 29(1): 1-5.

6. 中华医学会外科学分会胰腺外科学组 . 急性胰腺炎诊治指南 (2014 版). 中华消化外科杂志，2015, 53(1): 7-10.

五、PBL 带教前会议记录

参加者：案例撰写者，带教教师

案例名称：欢宴后的痛

会议内容

主要议题

本案例中既往诊断为“胆囊炎合并胆结石”的老年男性，在儿子升学宴后诱发急性重症出血性坏死胰腺炎，以及在后续相关诊治过程中展开常见临床表现、实验室检查及治疗方案，并培养鉴别伴有急腹症的疾病的临床思路。

本次参加讨论的学生已经学习了解剖学、生理学、病理学、文献检索基础知识、影像学部分知识，并且已经是 PBL 资深学员。

案例重点问题

该案例的学习要求学生对胰腺炎的诊断、鉴别诊断、临床表现、实验室检查及治疗展开学习。同时该个案属于重症胰腺炎，治疗过程涉及高级抗菌药的应用，同时辅助检查中既有应用于临床分级金标准的影像学的腹部 CT 检查，也有用于鉴别胆源性胰腺炎的磁共振检查，可引导学生进行胰腺炎临床分型的学习及重症患者的深入学习，同时引导患者进行合理使用抗菌药、精准治疗医学理念的学习。

其他

案例比较长，信息量大，患者同时有多个阳性检查结果，教师注意把控关键点，在学生讨论中注意引导学生既要全方位讨论，又要把握好时间及重点。

六、PBL 带教后会议记录

参加者：案例撰写者，带教教师

案例名称：欢宴后的痛

会议内容

（一）案例使用反馈

1. 案例优点

（1）整体讨论进程比较顺利，能完成目标与相关议题；总体讨论过程事实－问题－假设－目标环节还比较流畅。

（2）案例是来自临床的真实个案，同时还有其他诊断，如“胆结石合并胆囊炎”，能较好地激发思维，引起学生展开激烈的讨论，对“胆囊炎”“胰腺炎”进行鉴别诊断及对“胆源性胰腺炎”进行深入学习。同时该案例还有“缺铁性贫血”诊断，虽可能与胰腺炎没有直接关系，但真实案例的呈现对即将进入临床实践的学生来说，是一种必要的学习。

（3）案例信息量虽然比较大，但主次分明，病情危重，而且动态呈现肌酐等生化指标的结果，能够在讨论分析后梳理出主要结果，并且能够激发学生就患者后续治疗的病情及疗效观察进行深入讨论。

2. 案例存在的问题

（1）案例是来自临床的真实个案，信息量大，辅助检查结果中阳性指标多，干扰因素多，教师必须注意引导学生关注学习重点，同时在反馈环节有必要对学生讨论中关于一些阳性体征在该案例中没能分析出的指标做相应的解释说明。

（2）案例中由于患者既往存在“胆结石合并胆囊炎”的诊断，学生关于诊断方面的讨论更多集中在既往诊断与胰腺炎的诊断上，带教教师应适当引导学习进行急腹症的鉴别诊断讨论。

（3）群体－个人行为方面的学习目标建议针对该个案原有“胆囊炎合并胆石症”的诊断，在患者饱餐发作腹痛后，其家属仍让其服用蜂蜜水的不恰当行为，引发学生讨论有关胆囊炎、胆结石患者出院后饮食指导及注意事项宣教方面的讨论。

3. 意见或修改建议

案例中降钙素原作为感染的敏感诊断指标，建议补充正常参考范围，本案例中明显超标，但由于没标明正常参考范围，从学生的角度并不容易找出，无法就其临床意义进行讨论。

（二）学习目标完成情况

1. 影像学意义问题及急腹症问题未能提出，教师引导后列出。

2. 学生通过分享能完成学习目标，合作精神佳，学习主动，讨论积极，自我反馈板书不够规范，自我达成共识，将增加课前讨论。

（三）学生表现

1. 学生列举事实，讨论进程流畅，整体过程像侦探探案一样在案例中探索学习线索、展开讨论，目标均能达到，完成目标时间恰好。

2. 整体讨论过程流畅，讨论气氛热烈，顺利完成目标。每位学生均能积极参与、分享，板书能脱稿。涉及病因、病理的学习能绘图与讲解相结合，板书整体按思维导图形式呈现，并能紧密联系病例，深入及内化学习。

3. 学生之间能够互动互助学习，并且相互间能鼓励同伴做不同角色尝试体验，积极参与及分享学习成果。

4. 学生讨论过程中主要在于诊断及揭示患者存在的问题，但对诊断后所需的综合诊治及病情动态监测讨论不够深入。

七、PBL 课后学生形成的学习目标

第一幕

1. 急腹症的临床症状、类型和诊断。

2. 654-2 的药理作用。

3. 急性胆囊炎的病因、临床症状、并发症、诊断与治疗。

第二幕

1. 急性胰腺炎的病因、临床症状、并发症、诊断与治疗。

2. 急性胰腺炎与急性胆囊炎的鉴别要点。

第三幕

1. 血肌酐升高的诊断意义。

2. 案例中 CT、MRI 影像学表现的诊断意义。

3. 亚胺培南、奥美拉唑、间苯三酚、生长抑素和抑肽酶的药理作用、临床应用和不良反应。

八、PBL 课后学生对案例的反馈

本案例较为特殊，共分三幕，同时给出了血生化、血常规的实验室检查原始结果与 CT、MRI 的影像学结果，使得案例内容更丰富，对于我们来说是一个全新的挑战。案例相比之前更贴近临床，也更有利于我们临床思维的培养。案例第一幕以家有喜事大摆宴席这一生活中常见的情节作为开始，引起了我们对家里过年过节摆酒席的联想，引发我们的关注。我们根据案例中给出“胆囊炎合并胆结石”的病史、墨菲征（+）、腹痛转为以右上腹为主的症状等明显提示，与案例中的医生做出同样的诊断，即“胆结石合并急性胆囊炎”。在我们觉得案例很容易，谈论很顺利时，第一幕结尾却笔锋一转——“予以抗感染、解痉等治疗，但直至凌晨 7 时，患者仍腹痛明显，同时伴有畏寒发热，县医院考虑病情加重”，引起我们对之前“胆结石合并急性胆囊炎”诊断的怀疑与反思，提出了急性胆囊炎的进一步学习目标，同时为第二幕、第三幕的进一步检查做好铺垫。第二幕主要给出了血生化与血常规的检查结果，却特别标出了淀粉酶，因此淀粉酶由第一幕中的正常转变为第二幕中显著升高很快引起了我们的注意。这样虽然可以很好地加快讨论的进程，避免讨论陷入僵局，但是却使我们集中于淀粉酶这一单一指标，对表格中的其他异常指标难免有所忽视。第三幕同样给出了与第二幕类似的表格，却增加了肿瘤标志物的检查结果，提示我们患者有患“胰腺癌”的可能，因此我们提出了急性胰腺炎的相关鉴别诊断的目标。案例给出了大量表格，但是都缺少表格的主题，且没有进行一定的分类或者将第二幕和第三幕的检查项目对应起来，使得我们对案例的理解有些困难，讨论有些不顺。同时对于给出的 CT、MRI 等影像学结果如果能标出其相对应的平面，将更有利于我们对其的解读与分析。

案例在逻辑上层层递进，第一幕诱导我们给出“急性胆囊炎”这一错误诊断，并在第一幕末引起我们的反思。在第二幕通过淀粉酶这一指标提醒我们患者患“急性胰腺炎”的可能性。而在第三幕则是通过肿瘤标志物的检查引起我们对鉴别诊断的重视。

（林泽荻）

PBL 案例教师版

都是龙眼惹的祸

课程名称：消化与营养模块

使用年级：三年级

撰 写 者：龙 廷 邓志波

吴丽萍

审 查 者：PBL 工作组

汕头大学医学院

ShanTou University Medical College

一、案例设计缘由与目的

（一）涵盖的课程概念

本案例为临床专业“消化与营养”模块PBL学习案例。讲述进食1斤龙眼的徐婆婆，先出现腹胀、腹痛、腹泻的症状，经中医治疗后出现羊粪样便，但多进食水则又有稀水样便。随后担心腹泻加重，自行减少进食，进而出现消瘦、乏力、精神萎靡等营养缺乏征象。让学生学习食物消化吸收的途径和生理机制，腹泻的病因和发生机制、临床特点，正常进食与消化道功能的关系。此后，在县医院治疗期间，医生与家属沟通病情，怀疑为“胃癌”，被老人听到，徐婆婆从此拒绝进食和治疗，病情恶化。让学生关注医患沟通的话题，并学习消化道肿瘤的临床表现和诊断。转院后，通过问诊病史发现其30年前曾患“胃溃疡消化道出血”行“胃大部切除术”，引出消化道胃镜的检查，胃炎和消化性溃疡的病理表现，消化性溃疡的发生机制、临床表现、并发症及诊断治疗，消化性溃疡治疗药物的分类和作用等。

（二）涵盖的学科内容

生理学层面　食物消化与吸收的途径和基本机制；胃酸的生理功能、分泌机制及其调控；小肠的吸收功能及其调节。

病理学层面　胃炎、消化性溃疡的病理改变。

内科学层面　胃炎、消化性溃疡和胃癌的胃镜检查表现。

药理学层面　消化性溃疡治疗药物和常见消化功能调节药物的应用及作用机制。

肿瘤学层面　对消化道疑似肿瘤症状（如腹泻、消化道出血、消瘦）的正确认识。

行为层面　医护人员对涉及患者隐私或敏感信息的管理。

人群层面　对老年人的健康管理和人文关怀。

（三）案例摘要

75岁高龄的徐婆婆，30年前曾因“胃溃疡消化道出血”行“胃大部切除术”治疗。1个半月前进食1斤龙眼后出现腹胀、腹痛、腹泻，中医治疗后腹泻暂止，但出现羊粪样粪便，且多进食水则又出现稀水样便。以致老人每天只喝两碗稀饭，进而出现消瘦、乏力，精神差。在县医院治疗期间，因听到医生怀疑“胃癌”的诊断，老人干脆拒绝进食，症状加重，卧床不起。家人送来医院，经胃镜等检查排除胃癌，给予心理疏导、鼓励进食、静脉营养治疗后缓解。

（四）案例关键词

龙眼（longan）

腹泻（diarrhea）

腹痛（abdominal pain）

羊粪样便（sheep faecal-like stool）

稀水样便（watery stool）

胃溃疡（gastric ulcer）

消化道出血（gastrointestinal bleeding）

胃镜（gastroscope）

病理检查（pathological examination）

残胃吻合口炎症（residual stomach anastomosis inflammation）

奥美拉唑（omeprazole）

二、整体案例教学目标

（一）学生应具备的背景知识

学生应具备消化道相关解剖结构知识，腹痛、腹泻症状学相关知识，会使用文献检索查找资料，了解 PBL 基本流程。

（二）学习议题或目标

1. 群体 – 社区 – 制度（population，P）

（1）老人健康管理

（2）基层医疗（中医诊所、县医院）水平现状

2. 行为 – 习惯 – 伦理（behavior，B）

（1）告知病情的沟通技能

（2）医护人员对涉及患者隐私或敏感信息的管理

3. 生命 – 自然 – 科学（life science，L）

（1）食物消化与营养物质吸收的途径及生理机制，均衡饮食与消化吸收功能的相互关系

（2）腹泻的病理生理学机制

（3）临床常见腹泻的病因、发生机制和临床特征

（4）消化道肿瘤的常见症状

（5）消化性溃疡的致病因素、基本病理学变化和临床特征、鉴别诊断、治疗药物和特点

（6）胃炎和消化性溃疡的基本病理学变化

（7）消化道内镜检查适应证、禁忌证和并发症，消化道疾病（消化性溃疡、胃炎等）内镜下的基本表现

（8）消化性溃疡治疗药物的分类和作用特点，常见消化功能调节药的作用机制和适应证

（9）消化道出血的病因和鉴别

三、整体案例的教师指引

本案通过徐婆婆进食 1 斤龙眼后的一系列表现，使学生很容易关注腹泻的病因和发生机制、临床特征及拒绝进食对消化道功能的影响，也容易确立消化性溃疡、胃炎等相关学习目标，这不需过多担心和干预；教师需引导学生学习正常情况下食物的消化吸收途径和生理机制，关注饮食与营养的关系。也应引导学生从群体 – 个体行为 – 生命科学（P、B、L）三个方面确定学习目标，关注老年人的健康管理、基层医疗现状、医患沟通及对敏感问题的讨论方式等问题。

应注意以下几点：

1. 本案例涉及的学科比较多，注意引导学生不仅要关注临床表现、治疗等，同时也要学习消化吸收的生理学、病理学、药理学等基础学科内容。

2. 学生讨论时可能会过多关注疾病的药物和手术治疗，所以教师要及时引导学生注意心理疏导和人文关怀的重要性。

3. 第一次讨论前，教师最好讲明学习规则和时间安排，让学生明白自己的责任和义务，学习自我管理。每次讨论开始前要有 warm-up（10 ~ 15 min），warm-up 可用不同形式展现，如果同学已经相互认识，可以请各位谈谈个人的兴趣（老师也可以对

学生有深入的了解）；结束前要有反馈和评价（15 ~ 20 min），最好先定下来时段，即使讨论不完整，也要按时进行反馈和评价。

第一幕

广东的七月，正是岭南佳果龙眼丰收的季节。家住丰顺县汤南某小镇的 75 岁老人徐婆婆，1 个半月前在家人不知晓的情况下偷偷进食了大约 1 斤的龙眼，谁也没想到由此引发出一场不小的健康危机。

进食龙眼后当天，徐婆婆即出现腹胀、中腹和下腹胀痛，以及腹泻的症状。一开始，只是粪便有些稀黏，之后转为"黄色水样便"，每天排便多达 10 余次；徐婆婆自觉有发热感，但没有恶心呕吐的表现，在镇上一家中医诊所接受治疗数天后，腹泻暂时止住了，但却出现了数天 1 次的"羊粪样便"，且粪量较少，而一旦进食或饮水稍多，就又出现稀水样便，一天 2 ~ 3 次。这让徐婆婆吃喝也不是，不吃喝也不是，只能靠每天进食大概两碗稀水米粥来维持。失去正常饮食的徐婆婆日渐消瘦，全身乏力，整日提不起精神，觉得"生不如死"。

在家人的安排下，徐婆婆到当地一家县医院住院治疗，然而病情并无好转。就在几天前，徐婆婆突然表示不想再治疗、进食，要回家，无论家人如何劝说，她都坚持要出院，无奈之下，家人只好将她接回家休养。从此，徐婆婆每天卧床不起，每天仅勉强喝一些米汤，身体状况变得愈来愈差了。家人实在不忍心看她这样每况愈下，很担心，决定送徐婆婆来市医院诊治，做最后的努力。

据徐婆婆的儿子回忆，3 天前在县医院住院治疗时，负责管床的医生曾在病房门口向他说明母亲的病情，说徐婆婆有可能得的是癌症。这些谈话可能被极其关注病情的徐婆婆听到了。

关键词

龙眼（longan）

腹痛（abdominal pain）

腹泻（diarrhea）

黄色水样便（yellow watery stool）

羊粪样便（sheep faecal-like stool）

重点议题 / 提示问题

1. 患者进食大量龙眼的经历为什么瞒着家人？

2. 患者消化道症状的解释及出现的可能原因是什么？先腹泻后腹泻与便秘交替等的原因是什么？

3. 患者失去正常饮食后机体功能的改变、消瘦、乏力等的原因是什么？

4. 患者突然停止进食并要求出院的原因是什么？

5. 县医院管床医生的行为和后果是什么？

6. 消化道肿瘤有何症状？

教师引导

第一幕学生关注点可能为进食 1 斤龙眼后的徐婆婆出现的腹胀、腹痛、腹泻，中医治疗后出现羊粪样便、稀水样便，进而不敢正常进食导致消瘦等一系列症状，其发生原因和机制学生自然会讨论，不用过多干涉。但是正常消化吸收的生理机制等需要一定引导。

另外，通过徐婆婆大量进食龙眼和听到医生与家属的对话后的表现，引导学生关注老年人的健康管理、医患沟通技巧及疾病敏感信息管理的相关议题。

第二幕

市医院接诊后，对徐婆婆进行了详细的病史调查。徐婆婆于 1998 年退休，之前一直在当地一所小学任教，曾担任两届校长，平时工作十分琐碎繁忙。

30 多年前，徐婆婆因消化道出血入院，胃镜和病理诊断（组织活检）为胃溃疡（资料已遗失），质子泵抑制剂和抗生素治疗效果不明显，最后在当地医院接受胃大部切除术（80%，毕氏Ⅰ式），术后恢复良好。

经体检和一系列辅助检查之后，医生排除了徐婆婆患消化系统恶性肿瘤的诊断；胃镜和病理结果显示浅表性胃炎，残胃吻合口存在炎症和糜烂（如下图所示）。医院采取的主要治疗措施包括：心理安慰；口服奥美拉唑和铝碳酸镁（达喜）；输血浆、白蛋白和脂肪乳及电解质；鼓励进食。徐婆婆在得知自己并没有患上癌症之后，心情顿时好转，食欲逐渐恢复。住院期间，她积极配合医生接受治疗，半个月后体重有明显增加，已能下床行走和自由活动。

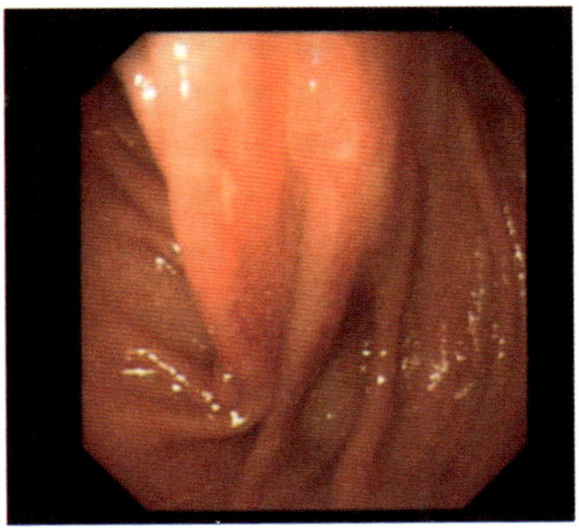

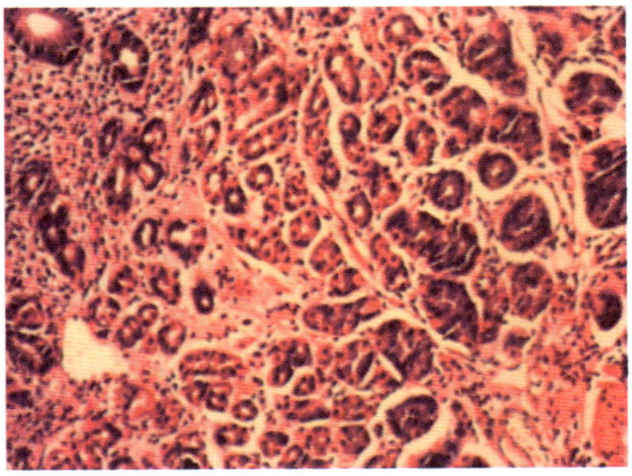

至此，一场由进食龙眼引发的健康危机宣告结束，徐婆婆又能回到她热爱的乡下，继续平静的退休生活了。

关键词

消化道出血（gastrointestinal bleeding）

胃溃疡（gastric ulcer）

胃大部切除术（subtotal gastrectomy）

胃镜检查（gastroscopy）

残胃吻合口炎症（residual stomach anastomosis inflammation）

奥美拉唑（omeprazole）

铝碳酸镁（达喜）（hydrotalcite）

重点议题 / 提示问题

1. 患者的胃溃疡病史的可能原因是什么?
2. 消化道出血的原因、与消化性溃疡的关系是什么?
3. 胃溃疡可能的病理和胃镜检查结果是什么?
4. 胃溃疡的药物和手术治疗方案是什么?
5. 胃镜检查的适应证和禁忌证是什么?
6. 胃炎、胃溃疡、胃癌的相关检查有何异同?
7. 住院期间的治疗措施有哪些?效果怎么样?

教师引导

第二幕通过追问病史,了解徐婆婆既往消化性溃疡的病史及手术治疗史,让学生探索消化性溃疡的诱因和病因、临床表现、并发症(消化道出血)及治疗方法(药物和手术),并学习其胃镜和病理检查表现,学生应该能顺利找出学习目标,不需过多干涉;第二段学习浅表性胃炎的临床和内镜及病理表现,注意引导学生与胃炎、消化性溃疡和胃癌进行鉴别比较,以及学习消化道内镜检查的适应证、禁忌证等。

四、参考资料

1. 陈文彬,潘祥林. 诊断学. 北京:人民卫生出版社,2013.
2. 邝贺龄. 内科疾病鉴别诊断学. 北京:人民卫生出版社,2006.
3. 陆再英,钟南山. 内科学. 北京:人民卫生出版社,2010.
4. 姚泰. 生理学. 北京:人民卫生出版社,2005.

五、PBL 带教前会议记录

参加者:案例撰写者,模块负责人,带教教师

案例名称:都是龙眼惹的祸

会议内容

（一）主要议题

学生在开始本案例的学习前，已经完成了病理学、临床绪论、消化系统疾病、生理绪论等方面的内容学习，应该能够针对相应的基础和临床知识进行展开。

本次案例针对的是大三学生，他们对 PBL 的流程非常熟悉，且以往对人文方面的问题讨论较多，所以根据他们现场的表现，对该方面的问题不做强制要求。

在两次课程结束后，需要学生对案例本身进行反馈和评价。

（二）案例重点问题

1. 临床常见腹泻的原因、发生机制和临床特征。

2. 消化性溃疡的致病因素和临床特征。

3. 消化性溃疡治疗药物的分类和作用特点，常见消化功能调节药的作用机制和适应证。

4. 消化性溃疡的临床表现、鉴别诊断和治疗要点。

六、PBL 带教后会议记录

参加者：案例撰写者，模块负责人，带教教师

案例名称：都是龙眼惹的祸

会议内容

对讨论流程：

1. 学生对学习流程非常清楚，进入状态较快而主动。

2. 开始讨论前确定了记录员，并确定相应的时间安排；用约 15 min 的时间进行 warm-up，学生参与度好。

对案例的反馈：

1. 案例第一幕均为非特异性指标，比较发散，没有明确的指向性；部分同学无从下手。

2. 本案例中的人文设置点比较好，与以往不同。

3. 第一幕和第二幕的内容衔接不太好，两部分内容联系不大；学生在总结第二幕的学习目标时，基本与第一幕内容无关。

4. 第一幕最后一段中，加入“县医院”负责管床的医生，指向明确。

5. 第一幕第三段叙述累赘，建议删减。

6. 第一幕中如“一旦进食或饮水稍多”等描述，建议更加准确。

7. 建议学习目标内容罗列较多，指向性欠佳。

七、PBL 课后学生形成的学习目标

第一幕

1. 了解大量进食龙眼等高糖类食物对消化系统的影响。
2. 掌握消化道结构和生理功能、消化与吸收的生理过程。
3. 熟悉腹泻的原因、机制和各类别腹泻的鉴别要点。
4. 了解粪便性状和颜色的诊断意义。
5. 讨论是否需要告知患者身患癌症等坏消息及如何告知患者。

第二幕

1. 掌握胃炎的定义、分类、病因、临床表现、病理变化、诊断、治疗及预防。
2. 了解浅表性胃炎的临床表现及与腹泻的联系。
3. 掌握消化性溃疡的定义、临床症状和治疗。
4. 了解毕氏Ⅰ式手术的适应证、禁忌证和操作内容。
5. 掌握质子泵抑制剂和抗生素在消化性溃疡中的作用。
6. 了解抑制胃酸药物的治疗范围。

八、PBL 课后学生对案例的反馈

在内容上，案例第一幕通过“黄色水样便”“羊粪样便”引起了我们对粪便性状的关注，因此我们提出了了解粪便性状、颜色的诊断意义的学习目标。根据中、下腹胀痛和腹泻等症状，我们推测患者病变位置可能为下消化道，因此提出了“大肠吸收功能减弱”“渗透性腹泻”等假说并提出与龙眼、腹泻相关的学习目标。案例中还设置了徐婆婆因无意中得知自己可能患了癌症而在住院后病情不但没有好转，反而不想进食、坚持回家的情节，引起我们对告知患者或者患者家属坏消息环节的重视，并提出了讨论坏消息告知技巧的目标。但第一幕没有给出患者相关的体格检查与实验室检查结果，使得我们的讨论缺少依据，也没有提出很有价值的假设。而第二幕给出的患者胃溃疡的病史与胃炎的诊断，将我们带到了上消化道相关问题的讨论，提出了胃溃疡、胃炎相关学习目标，并引导我们通过比较的方式更好地学习和掌握这两种疾病。第一幕主要为下消化道的讨论，第二幕则转为上消化道的讨论，通过一个案例很好地实现对整个消化道的覆盖，不过这样安排使得第一幕与第

二幕之间的联系减弱，我们在第一幕对下消化道的可能情况进行讨论，提出假设后在第二幕却没有得到相关指标，从而无法进行更深一步的讨论，而是开始了对上消化道的新讨论，讨论积极性略有降低。不过在人文方面则与前文进行呼应，“徐婆婆在得知自己并没有患上癌症之后，心情顿时好转，食欲逐渐恢复”，这里再次引起我们的注意。

在逻辑上，案例在人文问题上第一幕与第二幕前后呼应，使得我们对于案例的人文问题更加关注与重视。但是在知识的安排上，案例为了覆盖更多的知识点而削弱了第一幕与第二幕之间的联系，第二幕胃溃疡、胃炎等的提出相对突兀。

（林泽荻）

PBL 案例教师版

晓华的“月子餐”

课程名称：消化与营养模块

使用年级：三年级

撰 写 者：张庆英

审 查 者：PBL 工作组

汕头大学医学院
ShanTou University Medical College

一、案例设计缘由与目的

（一）涵盖的课程概念

本次课程为“消化与营养”模块中的营养与健康PBL讨论案例，内容为“特殊人群的合理营养”。本阶段学生对生物化学、生物学以及生理学的基础知识已有一定了解，通过该案例的讨论，希望学生能够为“消化与营养”模块的深入学习以及将来妇产科及儿科的学习打下基础。案例中以中国妇女在产褥期常见的“坐月子”作为引子，希望学生通过该案例的PBL讨论，学习食物中5大营养素（蛋白质、脂肪、糖类、维生素、矿物质，列出具体内容）及其功能、人类一般营养需求及人体营养状况的评估等公共营养学知识，学习哺乳期妇女营养需要及乳母膳食指南，制订合理的营养及饮食方案。

（二）涵盖的学科内容

组织层面　营养素在人体组织和细胞的结构中的作用是什么？

生理层面　哺乳期妇女的生理特点，人体对营养素摄取、消化、吸收及转运的生理过程是如何的？

生物化学层面　营养素在机体内的代谢，尤其是三大营养素的代谢过程是怎样的？

营养学层面　人体对能量及营养素的需求是如何的？食物中的营养素有哪些？营养素的功效是什么？特殊人群的合理营养包括什么？如何进行合理营养，制订合适的乳母的食谱？母乳产生和调节机制是什么？

家庭及社会层面　探讨科学与传统观念之间的矛盾和冲突。

（三）案例摘要

此案例描述的是刚生完小孩的王晓华因“坐月子”时不合理的饮食问题使得母乳减少，孩子生长发育不理想。经过医院儿童保健、妇女保健医生及营养师的耐心分析与指导，晓华的婆婆及时对哺乳期儿媳的膳食进行合理搭配，做到合理营养，并正确化解了家庭矛盾，促进了晓华产后的身心健康及保证婴儿的正常生长和发育。

（四）案例关键词

产褥期（puerperium）

合理营养（reasonable nutrition）

膳食评估（dietary assessment）

母乳喂养（breast feeding）

人工喂养（artificial feeding）

抑郁综合征（depressive syndrome）

二、整体案例教学目标

（一）学生应具备的背景知识

学生已经学习了生物学、生物化学、生理学知识，对于五大营养素的消化、吸收、转运以及在体内代谢过程等知识有一定的基础，对健康与社会模块中的社会－心理－健康也有一定的知识积累。

（二）学习议题或目标

1. 群体－社区－制度（population，P）

讨论产妇群体“坐月子”是否必需；探讨中国传统的坐月子是否符合现代医学营养要求。

2. 行为－习惯－伦理（behavior，B）

分析影响母乳正常分泌的行为因素，以及调整和改善的方法。

3. 生命－自然－科学（life science，L）

（1）列举哺乳期的生理特点、哺乳期营养需求及合理膳食原则。

（2）列举乳母营养及膳食原则和中国营养学会颁布的《中国居民膳食指南》关于乳母的膳食指南。

（3）比较母乳喂养和人工喂养对孩子生长发育的差异。

（4）列举食物中含有的营养素，描述营养素的功能和代谢过程。定义优质蛋白质并分析其来源。

（5）描述婴儿生长发育特点，列举评估标准。

（6）列举膳食评估标准。

（7）分析乳汁质量与乳母膳食间的联系，列举影响乳汁分泌及质量的因素。

三、整体案例的教师指引

本案例分成两个剧幕，涵盖不同概念及学习议题，教师的角色是帮助学生学习，帮助学生达成学习目标的制订，最终将学习项目总结归纳为 6 ~ 8 项学习目标。

1. 本案例内容涵盖的知识点比较多，包括生理和生物化学知识，人体对营养素摄取、消化、吸收及转运的生理过程，营养素在机体内的代谢，尤其是三大营养素代谢；包括营养学知识，如不同食物所含营养素及营养素功能、特殊人群（包括哺乳期妇女及婴儿）的能量及营养素需求、膳食评估等；包括产后抑郁症、婴儿生长发育等知识。学生容易关注哺乳期妇女生理特点及婴儿生长发育情况，关注乳母食谱及产后抑郁症，而对于能量和营养素的需求及各种营养素功能、膳食评估等营养学知识容易忽略，教师可适时提醒。

2. 让学生对王晓华所吃食物进行梳理，由此引导学生学习食物中所含营养素及能量的关键知识。

3. 引导学生重视中国营养学会推荐的我国乳母及婴幼儿能量及营养素需求的学习，据此给出膳食评估和合理膳食的建议。

4. 引导学生对医学生规范医学行为、道德与职业素养、人文关怀等方面的思考。

第一幕

王晓华，28 岁，刚刚顺产生下儿子（体重 3.5 kg，身长 50 cm）。婆婆特地从千里之外的四川赶来照顾晓华。“坐月子”期间晓华的饮食都由婆婆负责，并且晓华采用全母乳喂养儿子。婆婆每天做饭的食谱见表 1。

表 1　第一周的食谱

餐次	食谱	食物重量（g）	食谱	食物重量（g）
早餐 8 am	粥	籼米 50	花生米	花生 20
	馒头	富强粉 100	咸萝卜干	萝卜干 20
午餐 12 pm	饭	籼米 150	烹调油	菜籽油 10
	辣椒炒四季豆	四季豆 100、辣椒 25	调味品	精盐 6
	手撕鸡肉	鸡胸脯肉 50	鸡汤	鸡汤 100

晚餐 6:30 pm	饭 麻辣土豆丝 红烧肉末茄子	籼米 150 土豆 100、辣椒 25 茄子 100、瘦肉 20	烹调油 调味品 鸡汤	10 精盐 6 、酱油 5 鸡汤 100
加餐	红糖煮鸡蛋	鸡蛋 100、红糖 5		

相同的菜吃了 1 周后，晓华觉得太麻辣太咸，让丈夫和婆婆说炒菜时少放一些辣椒和盐。第二周，婆婆做了一些更改，见表 2。

表 2　第二周的食谱

餐次	食谱	食物重量（g）	食谱	食物重量（g）
早餐 8 am	粥 馒头	籼米 50 富强粉 100	花生米 咸萝卜干	花生 20 萝卜干 20
午餐 12 pm	饭 炝炒包菜 手撕鸡肉	籼米 150 包菜 100 鸡胸脯肉 50	鸡汤 调味品 烹调油	鸡汤 100 精盐 6 菜籽油 10
晚餐 6:30 pm	饭 红烧豆腐 蒸南瓜	籼米 150 豆腐 50 南瓜 50	鸡汤 调味品 烹调油	鸡汤 100 精盐 6、酱油 5 菜籽油 10
加餐	红糖煮鸡蛋	鸡蛋 100、红糖 5		

晓华的母乳量是够的，但看起来很清，孩子总是哭闹，感觉没有喂饱孩子，孩子的体重 20 天只增加了 1 斤。晓华发现婆婆将吃剩的鸡肉隔顿加水炖给她吃，心想可能是营养不够，于是让婆婆改成鱼、猪肚之类，还有增加绿叶蔬菜和水果。婆婆有些不悦，说我们年轻时"坐月子"就是多吃米饭，多吃一些鸡蛋，其他哪有那么多的讲究。晓华感到很压抑，孩子夜间也吵闹，晓华开始每天伤心流泪，渐渐地开始不说话，不想交流，阴沉着脸。母乳也越来越少，刚 2 个月，孩子就开始添加了牛奶。因为打预防针，到市妇幼保健院，顺便做了儿童保健。

关键词

食物（food）

营养（nutrition）

营养素（nutrient）

合理营养（reasonable nutrition）

膳食评估（dietary assessment）

产褥期（puerperium）

哺乳期（lactation）

母乳喂养（breast feeding）

人工喂养（artificial feeding）

重点议题 / 提示问题

1. 哺乳期妇女的营养需求有哪些？乳母膳食原则是什么？中国营养学会颁布的乳母膳食指南是如何规定的？

2. 婴儿期营养需求及婴儿喂养方式需要注意什么？母乳喂养有何优点？与人工喂养有何区别？

3. 婴儿生长发育的特点是什么？在儿童保健中有何评估标准？

4. 食物中含有哪些营养素？营养素在人体内的代谢是如何进行的？三大营养素的功能是什么？维生素和矿物质的营养功效是什么？

5. 如何进行膳食评估？案例中该乳母膳食是否合理？存在什么问题？膳食提供的各种营养素是否能满足该乳母营养需求及婴儿生长发育的营养需求？三餐能量是否合理？三大营养素比例是否合理？缺乏哪些营养素？怎样改进？

6. 婴儿为何夜间哭闹？ 1 个月仅增重 1 斤是否属于生长发育正常？

7. 婴儿体重增长较慢是否与母乳质量有关？怎样改善？是否能恢复全母乳喂养？怎么调整？

8. 为何该乳母母乳不充足？有哪些原因可导致母乳不足？

教师引导

1. 本案例第一幕出现的线索比较多，学生容易将重点放在膳食品种上，容易忽略食物可提供的能量及所含营养素种类、乳母对各种营养素的需要量是多少，需要学生学会利用食物成分表进行计算，尤其是需要提供膳食评估及合理膳食的建议。

2. 让学生关注案例中婴儿的表现，如为何出现夜间吵闹，婴儿生长发育规律及评估的标准，乳母情绪变化等。引导学生将上述这些表现与乳母膳食是否合理联系在一起，以进行思考和讨论。

3. 让学生对该家庭成员的一些日常行为进行思考。由此引导学生关注加强对特殊时期家庭－心理与健康间的关系。

第二幕

儿童保健医生详细询问了婴儿的基本情况及喂养情况，晓华说孩子食欲尚可，但睡眠欠佳，睡觉易惊醒，夜奶次数较多，目前母乳不够吃，白天需要加一餐牛奶。随后医生对孩子进行了检查，查体情况如下：身长 54.7cm，体重 4.6 kg，头围 39.5 cm，呼吸规则，心音有力，律齐，囟门 2.5 cm×2.5 cm，腹部平软，二便正常。医生告诉晓华孩子的发育不太理想，并建议做母乳分析。母乳分析结果：脂肪含量 3.0 g/100 g，蛋白质 0.83 g/100 g，乳糖 6.9 g/100 g，能量 58.3 kcal/100 g。医生说母乳营养成分不是太理想，应保证母乳充足并提高母乳质量。医生邀请医院营养师会诊，营养师根据《中国居民膳食指南》给晓华及其丈夫和婆婆普及了营养学相关知识，建议调整饮食结构，增加动物性蛋白质等优质蛋白质的补充，应尽量恢复全母乳喂养。

晓华听了医生的一番话，不禁哭了起来，并表现出对带孩子没有信心，很是担忧。于是，医生又建议晓华去看了妇女保健科。妇保科医生仔细询问晓华在产后这段时间带孩子的情况，尤其是家庭成员间的关系及在带孩子中各自的付出，开导晓华，并特别叮嘱晓华的丈夫要多抽时间协助妻子分担带孩子的任务，体贴和关心妻子。

第二天，婆婆根据医院营养师的建议重新调整了晓华的膳食，并依据晓华的口味，饮食尽量清淡，食谱见表 3，每两天适当更换一些菜式。晓华的乳汁分泌逐渐恢复充足，夜间孩子也不再吵闹，第 3 个月去做儿童保健，孩子的身长为 57 cm，体重为 5.8 kg。

表 3　调整后的食谱

餐次	食谱	食物重量（g）	食谱	食物重量（g）
早餐 8 am	馒头	富强粉 100	荷包蛋	鸡蛋 100
	牛奶	牛乳 250 ml		
午餐 12 pm	饭	籼米 150	猪肚汤	猪肚肉 100、汤 200 ml
	红烧肉末茄子	茄子 100、瘦肉 25	调味品	精盐 6 、酱油 5
	清炒油麦菜	油麦菜 150	烹调油	菜籽油 10
晚餐 6:30 pm	饭	籼米 150	百合炒白果	百合 50、白果 25
	清蒸鲈鱼	鲈鱼 150	调味品	精盐 6
	蒸肉饼	肥瘦猪肉 100	烹调油	菜籽油 10
	清炒生菜	生菜 150		
加餐 8 pm	红糖煮鸡蛋	鸡蛋 100、红糖 5		
	水果	苹果 50、橙子 50		

关键词

母乳（breast milk）

婴幼儿发育（infant development）

营养（nutrition）

营养素（nutrient）

优质蛋白质（high-quality protein）

合理膳食（reasonable diet）

合理营养（reasonable nutrition）

膳食评估（dietary assessment）

重点议题 / 提示问题

1. 什么是优质蛋白质？优质蛋白质的膳食来源有哪些？

2. 乳汁质量与乳母的膳食间有何联系？乳汁分泌及质量受到什么因素影响？

3. 乳母膳食中特别强调应该加强哪些营养素的摄入以利于婴儿生长发育？

4. 晓华的膳食做出了什么调整？如何针对已调整的膳食进行膳食评估？调整后该乳母的膳食是否合理？该乳母膳食中今后还需注意什么？

5. 通过调整以后，该乳母膳食较之前提供的各种营养素及能量有何不同？是否能满足该乳母营养需求及婴儿生长发育的营养需求？三餐能量是否合理？三大营养素比例是否合理？

教师引导

1. 本案例第二幕出现的线索比较多，学生容易将重点放在婴儿发育上，容易忽略膳食改善本质体现在营养素及能量调整上，需要学生重新进行膳食评估及与之前的膳食进行比较，提出合理的膳食建议。

2. 让学生关注案例中婴儿的表现，如夜间安静、婴儿生长发育增速、乳母情绪等。引导学生如何将上述这些表现与乳母膳食改善联系在一起进行思考和讨论。

3. 让学生对该家庭成员的一些日常行为进行思考，由此引导学生重视加强特殊时期家庭－心理与健康间的关系。

四、参考资料

1. 傅华 . 预防医学 . 6 版 . 北京：人民卫生出版社，2013.

2. 孙长灏 . 营养与食品卫生学 . 8 版 . 北京：人民卫生出版社，2017.

3. 刘烈刚 . 妇幼营养学 . 北京：人民卫生出版社，2018.

4. 中国营养学会 . 中国居民膳食指南 (2016). 北京：人民卫生出版社，2016.

PBL 案例教师版

病从口入

课程名称：消化与营养模块

使用年级：三年级

撰 写 者：张　莹

审 查 者：PBL 工作组

汕头大学医学院

ShanTou University Medical College

一、案例设计缘由与目的

（一）涵盖的课程概念

本次课程为“消化与营养”模块中的消化系统肿瘤 PBL 讨论案例，以“胃癌”为例进行讨论。本阶段学生对消化系统非肿瘤疾病已有一定了解。一方面，希望学生通过该案例的 PBL 讨论，学习胃癌的相关知识，重点关注胃癌的诱因、发生机制、基本病理变化、影像学特征、实验室检查、相关手术及药物治疗原则。另一方面，由于胃癌发生率逐年上升，接受胃癌切除术的患者越来越多，因此本案例设计引导学生探索了晚期胃癌的治疗策略以及如何应用，引发医学生在人文关怀方面进行更深入的思考。

（二）涵盖的学科内容

解剖层面　学习胃的位置与毗邻、胃部结构、胃部血管及淋巴结分布情况。

微生物层面　学习幽门螺杆菌的感染方式与致病机制。

病理层面　学习胃癌的分型、分期与转移。

影像学层面　学习胃癌的影像学诊断及与胃溃疡的鉴别。

外科层面　学习胃大部切除术的适应证。

行为层面　学习如何看待患者饮食习惯；面对患者的紧张情绪，医生该如何处置？

（三）案例摘要

此案例描述的是一位有着多年幽门螺杆菌感染的老年女性患者，其平素生活饮食习惯不佳。患者在最近 2 个月出现了体重下降、食欲不振、腹部疼痛等症状，经过医生查体、影像学检查与病理检查诊断为胃癌。行胃癌手术切除术后，患者出院。

（四）案例关键词

幽门螺杆菌（*Helicobacter pylori*，*H. pylori* or Hp）

胃癌（stomach carcinoma）

转移（metastasis）

胃切除术（gastrectomy）

二、整体案例教学目标

（一）学生应具备的背景知识

学生应学习了消化系统解剖学、组织学，消化系统疾病总论，已学习过病理学总论、胃癌的病理变化、肿瘤的病理变化与扩散方式等相关内容。

（二）学习议题或目标

1. 群体 – 社区 – 制度（population，P）

（1）探讨社区和医院应开展哪些健康宣传活动，帮助社区居民养成良好的卫生、饮食习惯，降低类似幽门螺杆菌等病原微生物在人群中的感染率。

（2）关注消化系统肿瘤的发病率。

2. 行为 – 习惯 – 伦理（behavior，B）

（1）讨论如何养成良好的饮食习惯。

（2）引导学生重视加强对患者的术前心理干预。

3. 生命 – 自然 – 科学（life science，L）

（1）描述幽门螺杆菌的检测方式，分析其与疾病之间的关系、人群中传播的方式。

（2）描述胃癌的临床表现、诊断、防治原则。

（3）列举胃癌的病理类型及分期。

（4）鉴别胃溃疡及胃癌的大体表现、组织学表现。

三、整体案例的教师指引

1. 本案例内容涵盖的知识点比较集中，针对消化道常见肿瘤——胃癌进行学习。患者的生活习惯、疾病史、临床症状都指向该疾病，因此对于学生而言，诊断并不困难，教师应引导学生提出明确诊断的下一步检查手段。

2. 教师应进一步引导学生讨论胃癌和胃溃疡的大体及影像学鉴别，不仅复习了胃溃疡的相关知识点，也通过鉴别诊断加强了对胃癌知识点的学习。

3. 让学生对患者的一些日常行为进行梳理，并进行思考。由此引导学生重视加强对一些常见疾病的基本防治方法，以及正确生活方式的认知的学习。

4. 鼓励学生讨论如何缓解患者的术前紧张心理，引发医学生对患者人文关怀方面的思考。

第一幕

艾奶奶今年67岁了，最近被儿子接进城里照顾1岁多的孙子小宝，很是开心。艾奶奶平时常吃腌制食品，剩饭剩菜、发霉变质的食物也舍不得倒掉，背着家人偷偷自己吃。在喂小宝的时候，习惯自己把饭菜嚼碎喂给小宝吃。有一天以同样方式喂食小宝时被家人发现，引起争执，艾奶奶又羞又恼，突然头晕目眩，瘫坐在地并随即吐了一大口咖啡色的液体。儿子急忙把艾奶奶送到医院。

艾奶奶10年前曾因上腹部疼痛住院，诊断为幽门溃疡，幽门螺杆菌检查阳性。出院后未再进行正规治疗。近半年腹部时而隐隐作痛，2个月前开始疼痛明显频繁，吃了止痛药也不见好转。近1个月来腹部胀痛逐渐加重，吃不下饭，体力下降，体重也下降了约5 kg，艾奶奶以为是带孙子太累，也没有告诉儿子。直到10天前开始出现排黑色稀糊状便，才觉得可能有点问题，但也没有就诊。

医生查体：体温36.8 ℃，呼吸20次/分，心率82次/分，血压129/88 mmHg，意识清，精神偏软，皮肤、巩膜无黄染。双肺呼吸音清，未闻及干湿啰音。心脏听诊律齐，各瓣膜听诊区未闻及杂音。腹平软，中上腹部触及包块，有压痛，无反跳痛，肝脾肋下未及，肝区无叩痛，墨菲征（−），移动性浊音（−），肠鸣音3次/分。双下肢无水肿，病理征未引出。辅助检查：C反应蛋白（CRP）46 mg/L，粪便隐血（++++），CA72−4 213.6 kU/L，CA19−9 524.6 kU/L，甲胎蛋白（AFP）5.2 ng/ml。

关键词

腌制食物（salted food）

腹痛（abdominal pain）

幽门螺杆菌（*Helicobacter pylori*）

纳差（poor appetite）

体重降低（weight loss）

重点议题 / 提示问题

1. 患者的饮食习惯与临床症状之间存在什么联系？其可能导致哪些疾病？

2. 符合案例中临床表现（腹痛，纳差，黑色便）提示的可能疾病有哪些？

3. 幽门螺杆菌可引起何种疾病？如何检查幽门螺杆菌？幽门螺杆菌如何传播？

4. 查体和实验室检查中各种阳性指标的临床意义是什么？其提示的疾病有哪些？

5. 如何在社区中普及良好的饮食习惯，以降低消化系统疾病的发生率？

教师引导

1. 本案例第一幕出现的症状与体征线索比较简单，表现为消化系统症状，引导学生对所有出现的线索进行梳理，列举可能引起这些症状的相关疾病，并讨论鉴别诊断。

2. 注意对幽门螺杆菌的传播途径与疾病发生之间的联系，以及其可能引起的疾病进行引导。

3. 让学生关注案例中患者的饮食习惯及相关病史，并与症状进行联系。

第二幕

艾奶奶被收入院。胃镜检查胃小弯侧见一溃疡型肿物，约 4 cm×3 cm，底覆污苔，有出血，幽门口无法辨认，活检取材送病理，质韧，易出血。病理诊断：胃溃疡型肿物，活检见异型细胞，但由于组织较少，建议术中病理佐证。医生和家属交代病情，怀疑恶性肿瘤，建议手术治疗。

艾奶奶听到要做手术，十分紧张。医生对其讲解手术方案，并对艾奶奶的疑问进行耐心解释后，艾奶奶决定积极配合治疗。数日后医生行切除术，术中见胃小弯侧溃疡形肿物 4.5 cm×3 cm，周围黏膜壁隆起，底粗糙，清扫淋巴结见肿大。术后送检肿物，光镜所见如图 1 所示，增生的异型细胞弥漫浸润黏膜下层、肌层及浆膜外组织，送检淋巴结内可见数个异型细胞。临床诊断为胃癌。

艾奶奶在手术后出院，继续使用化疗药物，医嘱术后化疗并每 3 个月到医院复查，注意恢复期间的饮食及心理干预。

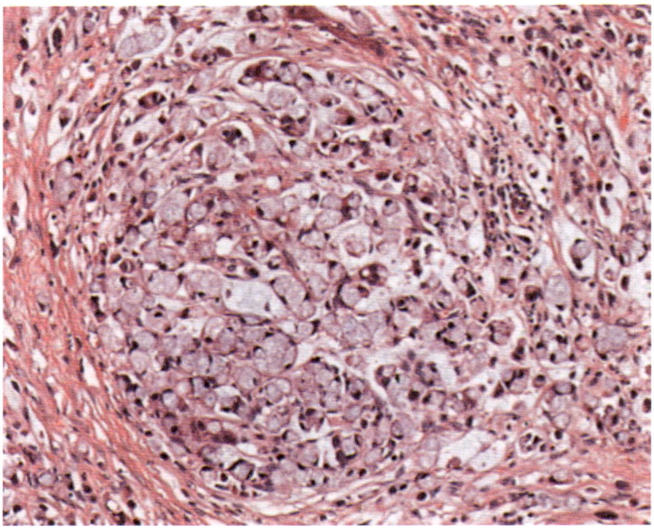

图 1　术后病理光镜检查结果

癌组织内无明显腺样结构，癌细胞体积较小，核偏位，胞浆空壳呈“印戒状”

关键词

病理活检（biopsy）

胃镜（gastroscopy）

手术指征（indication of operation）

术后营养（postoperative nutrition）

胃癌（stomach carcinoma）

重点议题 / 提示问题

1. 胃癌大体和组织学如何分型？本案例患者胃癌属于哪种大体和组织学类型？
2. 胃癌的病理分期是什么？（按照病理形态可分为早期和进展期胃癌）
3. 如何从病理学形态上鉴别胃的良恶性溃疡？
4. 幽门螺杆菌引起胃癌的可能机制有哪些？
5. 为什么淋巴结也出现相同的细胞？这与胃癌的转移有关吗？
6. 如何帮助患者在术前进行心理干预、调整术后饮食及生活注意事项？

教师引导

1. 第二幕学生讨论胃癌的临床表现、诊断等，注意与第一幕的临床表现联系起来。分析临床症状与患者患病有什么联系。

2. 引导学生思考还有什么检查可以明确辅助消化道肿瘤诊断。

3. 胃癌的病理分期与患者的预后相关，因此教师应鼓励学生对胃癌分期进行讨论。

4. 对于这个案例，学生得出胃癌的诊断并不困难。学生容易只侧重临床诊断及治疗方面的讨论，忽视对患者心理安抚及术后关怀的考虑，所以需要引导学生对患者的心理干预这方面的思考。

四、参考资料

1. 李甘地 . 病理学 . 3 版 . 北京 ：人民卫生出版社 ,2015.

2. 李玉林 . 病理学 . 8 版 . 北京 ：人民卫生出版社，2014.

3. 美国国家综合癌症网络 . NCCN 临床实践指南：胃癌（2017 版）.

4. 苏利萍，陈静，朱波，等 . XELOX 和 FOLFOX4 新辅助化疗方案治疗局部晚期胃癌的安全性和有效性 . 现代肿瘤医学，2018,4:538-542.

5. 黎蕊 . 影像学诊断在胃癌中的应用 . 保健文汇 ，2017,2:204.

五、PBL 带教前会议记录

参加者：案例撰写者，模块负责人，带教教师

案例名称：病从口入

会议内容

（一）主要议题

本案例主要以一位老年妇女的生活习惯作为引子，患者因长期不良的饮食习惯及幽门螺杆菌感染而罹患胃癌。患者最终接受了手术治疗并进一步化疗，注意引导学生关注该病的病因并延伸到明确相关诊断方式及肿瘤病理分期的讨论。

本次参加讨论的学生已经学习了“消化与营养”模块课程中消化系统疾病总论和“疾病机制”模块课程中肿瘤总论等内容，已有一定的知识积累。

（二）案例重点问题

一方面让学生对胃癌的诱因如幽门螺杆菌、发病机制、病理变化、病理分期及扩散途径展开学习；另一方面让学生学习溃疡性胃癌和胃良性溃疡的影像学和病理学鉴别；同时对胃癌根治术术后的抗肿瘤药物、心理及营养干预进行相关的学习。

（三）其他

案例信息较为集中，教师注意在学生讨论中引导学生要全方位讨论，不要只集中在胃癌的讨论中，发散思考鉴别诊断及完善相关检查。

PBL 案例教师版

白阿姨怎么变黄了

课程名称：消化与营养模块

使用年级：三年级

撰 写 者：陈玮莹

审 查 者：PBL 工作组

汕头大学医学院

ShanTou University Medical College

一、案例设计缘由与目的

（一）涵盖的课程概念

本次课程为“消化与营养”模块中的PBL讨论案例，内容为“非营养物质代谢”。学生拟通过本案例的讨论，为“消化与营养”模块、药理学、感染性疾病核心模块、外科学的进一步学习打下基础。案例中以常见疾病“胆石症”作为病例，患者由于不正确的生活习惯及未能接受系统治疗，导致胆石症反复发作，并引起胆色素代谢障碍和黄疸。希望学生通过本案例的PBL学习，讨论生物化学“非营养物质代谢”的相关内容。本案例的学习重点是掌握生物转化的作用、特点及影响因素；胆汁酸的分类、代谢及功能；胆色素代谢与黄疸、胆色素代谢障碍的生化特点。让学生通过讨论常见疾病胆石症，正确认识胆石症可能的原因和诱发因素，掌握胆色素代谢与黄疸之间的关系，并引发学生对于日常生活习惯和行为与疾病预防意义的思考。

（二）涵盖的学科内容

解剖组织层面　肝、胆道系统的形态学结构与组织学特点。

生理学层面　胆汁的合成、分泌及其在脂肪消化与吸收中的作用。

生物化学层面　肝生物转化、白蛋白合成、血红素的合成、胆色素代谢与黄疸；胆色素代谢障碍的生化特点；肝功能检测及其意义。

行为层面　膳食习惯与健康之间的关系。

社会层面　如何引导社区人群建立正确的膳食习惯？

（三）案例摘要

本案例以常见疾病“胆石症”作为病例，患者由于不良生活习惯及未能接受系统治疗，导致胆石症反复发作，并引起胆色素代谢障碍和黄疸。检查诊断明确后，经实施外科手术治疗，白阿姨的症状体征消失并出院。

（四）案例关键词

生物转化（biotransformation）

胆汁（bile）

胆汁酸类和盐类（bile acids and salts）
胆石症（cholelithiasis）
血红素（heme）
白蛋白类（albumins）
胆色素（bile pigments）
胆红素（bilirubin）
胆素原（bilinogen）
黄疸（jaundice）
肝功能（hepatic function）

二、整体案例教学目标

（一）学生应具备的背景知识

学生应学习了肝胆系统解剖和组织结构，脂类代谢，胆汁合成、分泌及其在脂肪消化与吸收中的作用等。

（二）学习议题或目标

1. 群体－社区－制度（population，P）
讨论不吃早饭等生活方式对于疾病的影响。
2. 行为－习惯－伦理（behavior，B）
探讨如何进行胆石症患者的健康管理和健康教育。
3. 生命－自然－科学（life science，L）
（1）描述胆汁的主要成分；描述胆汁酸的合成代谢和影响因素、胆汁酸的分类和功能，解释胆汁酸肠肝循环的意义。
（2）定义胆色素，分析人体中胆色素的代谢过程及胆素原肠肝循环的意义。
（3）比较未结合胆红素和结合胆红素理化性质的不同。
（4）分析胆色素代谢障碍引起黄疸的原因。
（5）分析高胆红素血症与黄疸的关系。
（6）比较不同原因胆色素代谢障碍时血液、尿液、粪便的生化特点。

三、整体案例的教师指引

本案例分成 2 个剧幕，涵盖不同的概念及学习议题，目的是引导学生考虑以下两个层面：

1. 行为 – 习惯 – 疾病。

2. 生命 – 自然 – 科学。

本案例内容涵盖的专业知识点比较多，包括肝生物转化、特点及影响因素，胆汁酸的分类、代谢、分泌及其在脂肪消化与吸收中的作用，血浆蛋白质的合成及其作用，血红素的合成，胆色素代谢与黄疸，胆色素代谢障碍的生化特点，肝功能检测及其意义，膳食习惯与健康的关系。

案例学习讨论时如果学生忽略相关内容，教师可适当提示，并引导学生全面考虑。

引导学生讨论胆石症与胆汁酸的代谢、黄疸与胆色素代谢障碍之间的联系，以及胆色素代谢障碍与黄疸时临床相应生化检测指标（血清、尿、粪便）的特点。

第一幕

白阿姨今年 59 岁。1 周前盛情宴请远方来客之后，感觉非常疲惫，全身酸痛，伴有畏寒、发热，以为是感冒了，就自行服用“抗感冒药物”1 周。服药后右上腹疼痛发作，不想吃东西，怕油腻，腹胀，皮肤瘙痒。她还发现粪便颜色变成灰白色，但尿的颜色变成浓茶色。白阿姨的儿子也发现妈妈变黄了，眼睛和皮肤都发黄，因此陪着妈妈到医院就医。

白阿姨多年来基本不吃早餐，平时爱吃鱼肉，不喜欢蔬菜、水果，很少喝水。12 年前因反复右上腹疼痛曾诊断为“慢性胆囊炎，胆囊结石”，医生给予“消炎利胆”药物治疗后好转，但此后症状时有反复，近 1 ~ 2 年来发作频繁。每次右上腹疼痛发作时，白阿姨就自己服用“消炎利胆”药物，可以缓解。

接诊丁医生对其初步体检结果：体温 38.6 ℃，脉搏 85 次 / 分，呼吸 20 次 / 分，血压 115/70 mmHg，面色发黄，巩膜及全身皮肤黄染，腹部平坦，右上腹轻压痛，墨菲征阳性，无反跳痛及肌紧张，肝未触及，腹部移动性浊音阴性。丁医生嘱咐白阿姨卧床休息，禁食，并进一步做实验室检查。

关键词

胆汁（bile）

胆汁酸（bile acid）

胆囊炎（cholecystitis）

胆囊结石（gallstone）

胆色素（bile pigments）

黄疸（jaundice）

重点议题 / 提示问题

1. 白阿姨为什么会出现上述症状？与“胆囊结石”有何关系？
2. 粪便和尿的变化与疾病有什么关系？与胆汁代谢又有什么关系？
3. 胆囊结石是如何形成的？与胆汁的代谢有关吗？
4. 生活习惯与胆囊结石的关系如何？
5. 胆汁酸的作用是什么？
6. 什么是墨菲征？
7. “消炎利胆”药物包括哪几种？

教师引导

1. 学生应能结合患者的消化道症状，联系生物化学脂类代谢章节已学的内容，复习讨论胆汁酸在脂类消化中的作用。如果学生未能联系课程已学的内容，建议带教教师通过患者出现“厌食、厌油腻、纳差、腹胀”等症状，引导学生复习胆汁酸辅助脂类消化酶消化脂类的作用，但应避免过多讨论临床症状。引起皮肤瘙痒的原因较多，应避免过多考虑皮肤病因素，可结合第二幕实验室检验血胆汁酸升高的结果进行讨论分析。

2. 胆囊结石发生的主要因素有胆汁淤滞、细菌感染和胆汁成分改变等方面。这些方面的因素互相联系，互相影响，互为因果。可以通过分析胆汁的主要成分（胆汁酸和胆色素），引导学生学习：① 胆汁酸的代谢和调节、分类、肠肝循环及其功能。② 胆色素的定义、代谢，并结合胆色素代谢解释黄疸，以此为基础解释患者粪便颜色变浅、尿颜色变深的原因。这些代谢是本案例的重点学习内容。

3. 胆囊结石多为胆固醇结石或以胆固醇为主的混合结石。胆囊炎的发生多因胆石的存在，阻塞胆囊管，胆汁排出不畅，胆囊黏膜损伤，合并细菌感染。由于结石长期刺激，存在长期慢性炎症，反复急性发作，可使胆囊萎缩或增生肥厚，严重时囊腔缩小，功能丧失。

4. 疾病预防是全科医学的重要方面，可引导学生关注合理生活方式对于疾病预防和治疗的影响及其宣教。

第二幕

实验室检查结果如下：

检验项目	结果	参考值
白细胞计数	12.5×10^9/L ↑	（4.0 ~ 10.0）$\times10^9$/L
血红蛋白	110 g/L ↓	115 ~ 150 g/L
总胆固醇	7 mmol/L ↑	3.10 ~ 5.71 mmol/L
三酰甘油	4.5 mmol/L ↑	0.58 ~ 1.7 mmol/L
总胆红素	345.9 μmol/L ↑	3.4 ~ 17.1 μmol/L
直接胆红素	242.1 μmol/L ↑	0 ~ 7 μmol/L
间接胆红素	103.8 μmol/L ↑	0 ~ 18 μmol/L
总胆汁酸	25.38 μmol/L ↑	0 ~ 10 μmol/L
尿三胆		
尿胆红素	阳性	阴性
尿胆原	阴性	阴性

腹部 B 超检查结果：肝大小正常，包膜光滑，肝内未见明显光团。胆囊大小尚可，胆囊壁增厚，显示欠清，胆囊腔内见强光团堆积，伴有声影。胆总管上段内径 5 mm，胆总管下段略为扩张，内径 10 mm，管腔内可见强光团，肝胆管未见明显扩张。肾功能及电解质正常。心电图及 X 线胸片正常。综合各项检查结果，诊断为慢性胆囊炎合并胆囊和胆总管结石、阻塞性黄疸。

白阿姨于入院后接受外科手术治疗，取出多颗结石，为胆固醇结石。术后给予消炎利胆、护肝药物治疗。白阿姨的腹痛消失，逐渐恢复正常饮食，黄疸逐渐消退，伤口愈合出院。医生根据《中国居民膳食指南》给予平衡膳食指导，嘱咐白阿姨按时进餐，低脂饮食，适当进食粗纤维食物和体育锻炼，并嘱 1 个月后随诊。

关键词

胆色素（bile pigments）

黄疸（jaundice）

胆石（gallstone）

白蛋白（albumin）

间接胆红素（indirect bilirubin）

直接胆红素（direct bilirubin）

重点议题 / 提示问题

1. 何谓未结合（间接）胆红素？何谓结合（直接）胆红素？两种胆红素的理化性质有何不同？

2. 黄疸的类型有哪些？不同类型黄疸的特点是什么？

3. 胆石症肝胆的 B 超表现与疾病的诊断有何关系？

4. 何谓《中国居民膳食指南》？如何根据指南指导患者膳食？

教师引导

1. 间接胆红素、直接胆红素理化性质的比较具有重要的临床意义，可以辅助诊断黄疸的类型，学生如果忽略，教师可引导学生注意对检查结果的解读。

2. 学生能运用肝胆 B 超测量参考值和声像图结果协助诊断肝胆疾病。

3. 学生能结合胆色素正常代谢，比较不同原因胆色素代谢障碍时的血液、尿液、粪便的生化特点。此部分内容对初学者易造成混淆，如有必要，需要带教教师适当引导。

4. 慢性胆囊炎及胆囊和胆总管结石的诊断不是本案例重点议题，注意引导。

四、参考资料

1. Lee JY, Keane MG, Pereira S. Diagnosis and treatment of gallstone disease. Practitioner, 2015,259(1783):15-19.

2. 雷启东，陈静. 慢性胆囊炎胆结石合并原发性胆汁性肝硬化漏诊一例. 云南医药，2011, 32(4):465.

3. 林枫，叶启文. 胆石症肝脏损害的特征 – 附 722 例治疗分析. 中西医结合肝病杂志，2001, 11(suppl.):119.

4. 陈灏珠. 实用内科学. 12 版. 北京：人民卫生出版社，2005.

5. 武汉医学院等. 外科学・上册. 北京：人民卫生出版社，1980.

6. 查锡良，药立波. 生物化学与分子生物学. 8 版. 北京：人民卫生出版社，2013.

五、PBL 带教前会议记录

参加者：案例撰写者，模块负责人，带教教师

案例名称：白阿姨怎么变黄了

会议内容

（一）主要议题（如：案例文化背景，需要注意的问题，针对学生特点需要重点做哪些引导等）

本案例以常见疾病“胆石症”作为病例，患者由于不正确的生活习惯及未能接受系统治疗，导致胆石症反复发作，并引起胆色素代谢障碍和黄疸。通过引导使学生讨论常见疾病胆石症，正确认识胆石症可能的原因和诱发因素，掌握胆色素代谢与黄疸的相互关系，并引发学生对于日常生活习惯和行为与疾病预防意义的思考。

本次参加讨论的学生已经掌握肝胆系统解剖和组织结构，脂类代谢，胆汁合成、分泌及其在脂肪消化与吸收中的作用等。

（二）案例重点问题（如：主要学习目标，如何达成，遇到困难的处理预案）

教师引导学生学习，最终将学习项目归纳总结为 6 ~ 8 项学习目标。第一幕和第二幕各安排头脑风暴 20 分钟，整理并形成学习目标用时 25 分钟。

以案例临床表现、实验室检查和影像学检查结果为先导，引导学生讨论肝的生物转化作用、胆汁酸代谢、胆色素代谢等内容，让学生在理解的基础上记忆。在第二幕讨论中，比较不同原因胆色素代谢障碍的血液、尿液、粪便的生化特点是难点，需学生深入学习，鼓励学生进行比较总结。重点引导学生讨论以下问题：

1. 胆囊结石的临床症状

2. 胆囊结石与胆汁的代谢、生活习惯的关系

3. 未结合胆红素与结合胆红素的理化性质有何不同?

4. 不同类型黄疸的特点

5. 胆结石的肝胆 B 超表现

PBL 案例教师版

胖胖的女孩

课程名称：消化与营养模块

使用年级：三年级

撰 写 者：边军辉

审 查 者：PBL 工作组

汕头大学医学院
ShanTou University Medical College

一、案例设计缘由与目的

（一）涵盖的课程概念

本次课程为“消化与营养”模块有关营养失调所致疾病的PBL讨论案例，内容为“儿童和青少年肥胖症”。本阶段学生已经学习了人体消化系统的结构和生理功能，能一般描述食物的消化、营养的吸收和代谢过程，但对营养和代谢失调的认识仅限于孤立的理解，还缺乏系统性和临床问题的针对性讨论。通过该案例的讨论，希望学生能够发现营养和代谢性疾病的征兆和特点，并“透过现象看本质”，分析这些现象的多系统之间和背后统一的病因基础。案例中以青少年群体日渐增多的肥胖症为例，一方面，希望学生通过该案例的PBL讨论，学习肥胖症的病因及其对儿童身心发育和日常生活的影响，了解营养评估、诊断标准和治疗原则在这个案例中的实际应用；另一方面，由不明原因的儿童青少年肥胖症对药物、心理和行为等治疗方法不敏感而引发学生对一系列问题，包括对手术适应证的讨论。

（二）涵盖的学科内容

组织层面　肥胖症影响哪些组织结构？

生理层面　食物的消化、吸收和代谢在哪里发生？如何达到平衡？

发育层面　从儿童到青少年，正常营养条件下身高、体重、性器官发育的衡量标准有哪些？

药理层面　二甲双胍及西布曲明的药理机制及作用分别是什么？

行为层面　如何看待患者夜间悄悄进食？上学时睡觉？轻度抑郁？面对患者对病情的疑问，医生该如何处置？

社会层面　青少年肥胖症患者面对哪些压力或歧视？

（三）案例摘要

此案例描述的是从小被领养的19岁女孩小晶自幼患肥胖症，疑似由家庭遗传因素造成，影响内分泌、性生殖、消化和心理健康，对药物、心理等治疗不敏感。经仔细分析评估后，采取腹腔镜胃空肠吻合术治疗。

（四）案例关键词

体质指数（body mass index，BMI）

心理治疗（psychotherapy）

Tanner 发育分期 （Tanner developmental phased）

黑棘皮病（acanthosis nigricans）

痤疮（acne)

二甲双胍（metformin）

西布曲明（sibutramine）

腹腔镜胃空肠吻合术（laparoscopic Roux-en-Y gastric bypass）

二、整体案例教学目标

（一）学生应具备的背景知识

学生应学习了“消化与营养”课程中人体消化系统的结构和生理功能，能描述食物的消化、营养的吸收和代谢过程，能分析肝功能和糖代谢指标，对个体的营养状况进行临床评估。

（二）学习议题或目标

1. 群体 – 社区 – 制度（population，P）

对肥胖人群应该采取哪些社区及学校筛查和支持性措施?

2. 行为 – 习惯 – 伦理（behavior，B）

（1）医生的治疗措施是否针对病情的发展?

（2）小晶出现抑郁倾向的原因是什么?

（3）心理治疗（包括团队治疗）的效果为何不好?

3. 生命 – 自然 – 科学（life science，L）

（1）列举导致儿童、青少年、成人肥胖症的病因和危险因素。

（2）描述儿童、青少年身高、体重、性发育的衡量标准。

（3）列举儿童、青少年肥胖症对健康的影响。

（4）分析小晶出现经期延迟、转氨酶升高的原因。

（5）列举已知遗传型肥胖症的临床表现、诊断方法和治疗原则。

（6）针对小晶的病情做出鉴别诊断。

（7）分析小晶对各种非手术治疗方案不敏感的原因。

（8）确认采取手术治疗的适应证。

三、整体案例的教师指引

1. 本案例需要学生根据案例的发展逐一分析小晶的肥胖症病因。虽然病因没有确定，但累及多个器官，本案例患者出现了皮肤、内分泌、性发育、心理疾病症状，学生容易忽略全局而只关注到局部，教师可适时提醒。

2. 让学生对患者的一些日常行为进行梳理，并思考判断这些最可能是病因还是结果、为什么。

3. 让学生讨论患者最可能的病因是遗传还是环境因素、如何验证。

4. 鼓励学生对医生行为进行讨论，如何评估此患者的个体营养状况？如何为小晶制订合理的营养饮食方案？是否需要追寻患者生身父母以便正确诊断病因？为何最后采用手术治疗？这将引发对医学生规范医学行为、道德与职业素养、人文关怀等方面的思考。

第一幕

小晶今年 19 岁，她出生后 1 个月就被现父母领养。她从小聪明伶俐，上学后成绩优异，很得养父母欢心。但她从上幼儿园开始体重就快速增加，身体不断变胖。因此大家都叫她“小胖”（图 1）。这令养父母有些担心，在她 6 岁时为她专门咨询了营养师，采取过限食的措施，但效果不佳。10 岁时，养父母又给她报了一个儿童减肥班，持续了 1 年，但体质指数（BMI）仍然继续快速升高；14 岁时，小晶参加了一个历时 45 天的减肥夏令营，因严酷的限食措施，体重减了 20 kg；但回家后，很快又恢复到原体重，并在接下来的 1 年里增加了 12 kg。

让养父母不安的是小晶的肥胖还伴随着其他困扰。5 岁时，小晶开始出现睡眠不安，夜间会惊醒 1 ~ 2 次；因为胖，小晶一直是同学取笑的对象，12 岁时，养父母和老师都注意到她情绪异常，精神科医生发现小晶心境低落，缺乏进取心，为她开了抗抑郁药，并建议转学和心理治疗。转学后，小晶情绪明显好转，遂停止了心理咨询，但仍继续服药；13 岁时，她还没有来过月经，家长就带她去看内分泌专科医生，内分泌医生的记录表明，小晶那时身高 162.4 cm，体重 106.9 kg，血压 132/73 mmHg，脉搏 76 次 / 分。乳房发育为 Tanner 发育分期的三期，前阴毛发育为 Tanner 五期。医生对于小晶的症状也束手无策，只能建议跟踪随访；15 岁时小晶终于迎来月经初潮，这时她已经是身高 164.5 cm 的大姑娘了，体重达 126.6 kg，BMI 为 46.7，血压 145/95 mmHg。她脸部有轻度痤疮，腹部有类似男性分布的毛发，下腹部呈明显腹纹，其他体检项目均为正常。医生意识到小晶可能合并其他内分泌问题，给她开具了相关检查。

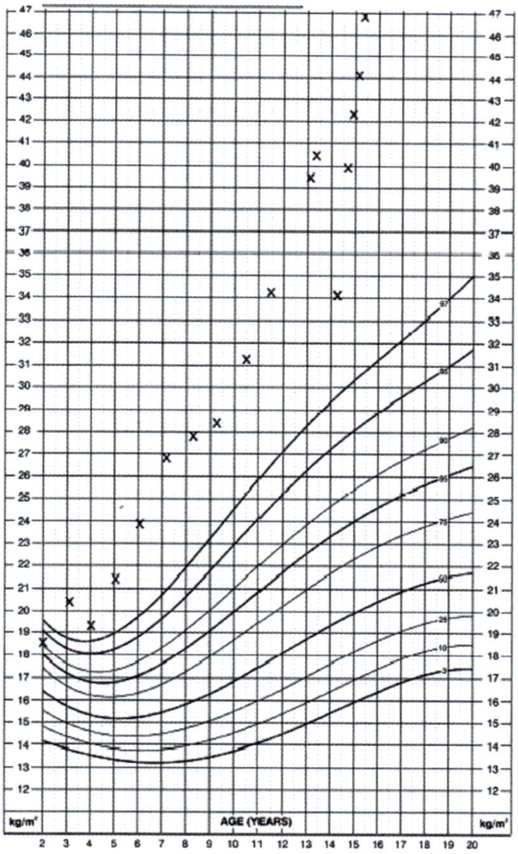

图 1　BMI 与儿童和青少年年龄关系（×：小晶）
（实线为 3% ~ 97% 人口 BMI 分布）

关键词

BMI

儿童营养评估（child nutrition assessment）

儿童心理治疗（child psychotherapy）

Tanner 发育分期（Tanner development phased）

痤疮（acne）

重点议题 / 提示问题

1. 什么是肥胖症？儿童、青少年、成人肥胖症的病因是什么？

2. 肥胖症的干预原则有哪些？

3. 小晶的肥胖症从何时开始？

4. 小晶所伴随的其他临床表现（如痤疮、腹纹、抑郁倾向等）是否与肥胖症有关？原因是什么？

5. 小晶在夏令营曾减轻体重 20 kg，后体重又迅速恢复，说明什么？

6. 小晶月经初潮为 15 岁，这有何意义？

7. 小晶 6 岁时曾接受营养师的评估和指导。一般是如何对小晶这样的儿童进行营养评估，制订膳食方案的？

教师引导

1. 本 PBL 案例基于 *New England Journal of Medicine*（2006，355，15）编写，建议教师参考。但在本案例正式使用完毕之前，不要提供给学生。

2. 本案例第一幕出现的症状与体征线索比较多，涉及多个器官和系统。学生容易将重点仅放在某个系统的单个症状上，以偏概全，如过分强调内分泌系统的作用。教师可引导学生按时间顺序列出和梳理症状和体征，进行整体分析。

3. 当学生分析第一幕并制订学习目标时，可能会将小晶所患肥胖症的病因作为重点，花大量时间猜测。教师只需引导学生判断小晶的肥胖症最可能是先天遗传因素造成，还是后天环境因素造成，以及原因是什么。在第二幕信息的支持下再讨论小晶肥胖症的病因和对健康的影响较为合适。

4. 小晶自出生就被领养，虽然了解生身父母是谁有利于分析疾病的遗传背景甚至确诊，但医生没有权利在未获得领养家庭允许的情况下告知小晶她的身世及探寻遗传信息。教师可以积极引导学生讨论医生应尊重患者及家庭隐私的伦理问题。

第二幕

小晶的实验室检查结果如表 1。

表 1　小晶的实验室检查结果

项目	正常范围	小晶			
		8 岁 2 个月	13 岁 3 个月	13 岁 2 个月半	15 岁
天冬氨酸转氨酶（U/L）	0 ～ 35	25			41
丙氨酸转氨酶（U/L）	0 ～ 25	23			50
胆红素（mg/100 ml）	0.2 ～ 1.0	0.4			
胆固醇（mg/100 ml）	＜ 200	188			218
三酰甘油（mg/100 ml）	40 ～ 150	148			291
睾酮（游离）	妇女（1.1 ～ 6.3） 性成熟前女孩（0.2 ～ 0.6）		7.3		3.3

睾酮（总体）	妇女（10 ~ 55） 性成熟前女孩（＜10）		26		
雌二醇（pg/ml）	30 ~ 500		22	50	
血糖（mg/100 ml）	70 ~ 110				141
空腹胰岛素（μU/ml）	3 ~ 12		106		
胰岛素（μU/ml）	0.0 ~ 20.0				166.5

检查结果很令人沮丧，小晶和养父母经过医生长时间解释才能接受肥胖可能对健康带来的诸多恶果，无可奈何之下开始接受二甲双胍（metformin）及西布曲明（sibutramine）药物治疗和针对肥胖症的团体治疗法，但结果依然不尽如人意。

18 岁时，小晶已经与肥胖斗争了 15 年，想尽办法的医生将减肥手术作为治疗的选择介绍给她，她欣然同意。19 岁时，她接受了腹腔镜胃空肠吻合术（laparoscopic Roux-en-Y gastric bypass），并在手术中取了肝标本做活检（结果见图 2）。

术后 1 个月，小晶体重从 122.5 kg 降至 109.6 kg，BMI 是 39.8，医生让小晶停用降糖药。目前，她的血压为 138/79 mmHg，血糖逐步恢复正常。

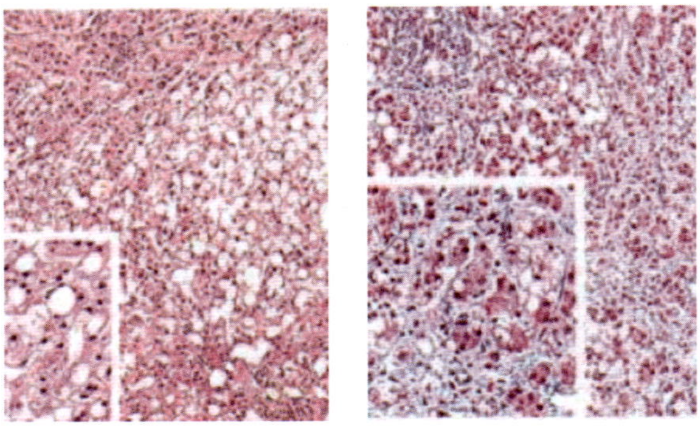

图 2　肝活检 HE 染色、Trichrome 染色

关键词

转氨酶（transaminase）

胆红素（bilirubin）

胆固醇（cholesterol）

三酰甘油（triacylglycerol）

睾酮（testosterone）

雌二醇（estradiol）

空腹血糖（fasting blood-glucose）

胰岛素（insulin）

二甲双胍（metformin）

西布曲明（sibutramine）

团体治疗法（group therapy）

腹腔镜胃空肠吻合术（laparoscopic Roux-en-Y gastric bypass）

肝活检（liver biopsy）

重点议题 / 提示问题

1. 小晶的医生为何要检查她的血转氨酶、血脂、血糖、空腹胰岛素水平？实验室检查结果说明什么？

2. 小晶的医生为何要检查她的雌激素水平？实验室检查结果说明什么？

3. 治疗方案为何包括二甲双胍及西布曲明药物治疗、团体治疗？

4. 药物治疗的效果是否满意？为什么？

5. 什么是腹腔镜胃空肠吻合术？这种手术治疗重度肥胖症的原理是什么？医生为何等小晶年满 18 岁才向她推荐手术治疗方案？

6. 肝活检有何具有临床意义的发现？小晶如不接受手术治疗会有何后果？

7. 手术治疗的效果为何良好？

8. 你认为对小晶所患疾病的最可能诊断是什么？如何确诊？

教师引导

1. 在第二幕学生能够分析儿童、青少年肥胖症所带来的一系列涉及多个系统的健康问题。通过发现小晶转氨酶、血脂、血糖、空腹胰岛素和睾酮升高的情况，学生能发现肥胖症患儿小晶有糖代谢、脂代谢、肝功能紊乱、胰岛素不敏感的代谢性疾病。

2. 通过分析睾酮升高的原因，理解小晶月经初潮晚、体毛呈男性分布的原因。分析出现内分泌功能紊乱的分子机制。

3. 通过医生等小晶年满 18 岁后才将手术方案推荐给她的案情，引导学生讨论未成年人和成年人权益的不同。小晶的父母显然一直不同意手术治疗方案，医生等这样久，是否合适？

4. 腹腔镜胃空肠吻合术将食管下端与空肠相吻合，使食物不经过胃部和部分小肠而直接通过空肠。教师可以引导学生讨论小晶采用这一手术的适应证是什么。

5. 通过分析肝活检结果，发现肝实质有脂肪积累、肝细胞纤维化病变，理解手术治疗的意义。

四、参考资料

1. Weiss R., Dziura J., Burgert TS, et al. Obesity and the metabolic syndrome in children and adolescents.New England Journal of Medicine, 2004,350:2362–2374.

2. Bell CG, Walley AJ, Froguel P. The genetics of human obesity.Nature Reviews Genetics, 2005,6:221–234.

3. Inge TH, Zeller MH, Lawson ML, et al. A critical appraisal of evidence supporting a bariatric surgical approach to weight management for adolescents. The Journal of Pediatrics, 2005,147:10–19.

4. Apovian CM, Baker C., Ludwig DS, et al. Best practice guidelines in pediatric/adolescent weight loss surgery. Obesity Research, 2005,13:274–282.

机体平衡模块

案例

机体平衡模块介绍

【课程概述】

本课程是一门系统整合性基础医学课程，主要介绍人体泌尿系统和内分泌系统的正常结构与功能、主要病理过程和主要相关疾病的临床表现与治疗原则。目的是通过学习本门课程，帮助学生理解肾和内分泌系统的整合功能在维持内环境稳定中的作用。内容包括尿液的生成和调节、肾主要病理变化、酸碱平衡及电解质紊乱、激素对机体平衡的影响、激素的分泌和调节、激素分泌异常对机体的影响等。通过对医学基础知识的学习和应用，培养学生的临床推理能力，帮助学生理解医生的临床思维过程。

本课程开课时间是大三上学期。课程共 76 学时，其中理论课 66 学时，讨论课（含 PBL、案例分析）4 学时，实验课 6 学时。

【课程总体目标】

完成本模块学习后，学生应该能够：

1. 阐述肾的泌尿过程和机制，分析肾在内环境稳态维持机制中的生理作用。

2. 阐述肾功能障碍的基本病因及病理生理机制，解释水电解质（钠、钾）紊乱和代谢性酸碱紊乱的原因、机制及代偿调节，并能对典型病例进行临床表现分析和给出基本的处理方案。

3. 描述和辨认常见肾病的基本病理变化，解释其临床病理联系（肾小球肾炎、肾盂肾炎）。

4. 列举各类利尿药（碳酸酐酶抑制药、袢利尿药、噻嗪类、保钾利尿药和渗透性利尿药）的代表药，并阐述它们的作用机制、主要作用、临床应用和不良反应。

5. 阐述主要肾病，包括肾小球肾炎、慢性肾衰竭的发病机制、临床表现、诊断依据和治疗原则。

6. 阐述内分泌系统的功能调节机制。

7. 阐述下丘脑及垂体、甲状腺、肾上腺、胰腺的内分泌功能，预测功能紊乱时导致的相应临床表现。

8. 描述和辨认垂体、甲状腺、肾上腺、胰腺等常见疾病的病理学特征、临床病理联系。

9. 概述甲状腺激素、胰岛素和糖皮质激素类药物的药理作用、临床应用和不良反应；分析糖皮质激素类药物三种用法和疗程分别适用的临床疾病；阐述抗甲状腺药物（硫脲类、碘、^{131}I 和 β 受体阻断药）和口服降糖药（磺酰脲类、双胍类、噻唑烷二酮类、α 葡糖苷酶抑制剂）的药理作用、作用机制和不良反应。

10. 阐述常见内分泌与代谢性疾病，包括糖尿病、肾上腺皮质疾病、甲状腺疾病、垂体疾病的病因和发病机制、临床表现、诊断依据及治疗原则。

PBL 案例教师版

痒痒痒

课程名称：机体平衡模块

使用年级：三年级

撰 写 者：高分飞

审 查 者：PBL 工作组

汕头大学医学院
ShanTou University Medical College

一、案例设计缘由与目的

（一）涵盖的课程概念

本案例描述了一个以皮肤瘙痒为首发症状的糖尿病患者，在基层医院误诊为简单的“瘙痒症”，又因自我忽视而耽误治疗，最后因强体力活、饮食不当等诱因导致酮症酸中毒，进而昏迷的经历。学生通过案例讨论，围绕糖尿病及其并发症这个核心议题，延伸拓展相关的基础医学知识，可以整合学习胰岛素功能（生理），糖代谢（生化），酸碱失衡和水、电解质紊乱（病理生理），糖尿病引起的皮肤等组织器官的病理变化（病理），实验室检查（诊断），治疗（药理），血糖监测（护理）及糖尿病综合管理（内科治疗）；在人文方面可以讨论糖尿病患者的健康管理、健康生活方式的宣教。让医学生通过整合学习为将来行医培养良好的整合医疗思维。

（二）涵盖的学科内容

生理学层面　掌握胰岛素的分泌、调控和功能。

生物化学层面　理解血糖的代谢及其调节机制。

病理生理学层面　掌握酸碱失衡和水、电解质紊乱。

病理学层面　理解糖尿病引起的皮肤等组织器官的病理变化。

药理学层面　了解胰岛素的剂型和适应证。

诊断学层面　掌握血生化检查指标的正常范围和意义。

护理学层面　学会如何进行血糖监测。

内科学层面　了解糖尿病的综合管理与治疗。

行为层面　学习如何进行糖尿病知识和健康生活方式的宣教。

人群层面　学习如何进行糖尿病患者的健康管理。

（三）案例摘要

唐老汉皮肤瘙痒，在基层医院诊断为“瘙痒症”，先后用了抗过敏药和糖皮质激素类药物，无效。唐老汉由于重视不够，加上饮水少，摄入果糖多，出现昏迷送入急诊科抢救。经检查诊断为“糖尿病酮症酸中毒昏迷”，立即采取补液、小剂量胰岛素持续静脉滴注，以及纠正电解质紊乱等治疗。

（四）案例关键词

皮肤瘙痒（skin itch）

糖皮质激素（glucocorticoid）

糖尿病（diabetes）

酮症酸中毒（ketoacidosis）

胰岛素（insulin）

二、整体案例教学目标

（一）学生应具备的背景知识

本案例在“机体平衡”模块中设置，模块整合了泌尿系统和内分泌系统的生理、病理生理、病理学、药理学、内科学等内容。本案例以糖尿病的发病机制、临床表现、诊断、药物治疗等相关知识为中心，涵盖本模块中胰岛素的生理功能，水、电解质和酸碱平衡的病理生理学等相关知识。学生前面已经学习了“人体结构”模块中内分泌系统的大体和组织结构、“基础学习”模块中血糖代谢的生物化学的内容，以及药物治疗的基本原理等；同时主动学习班对 PBL 的学习方式已有很深的理解和熟练的应用。

（二）学习议题或目标

1. 群体 – 社区 – 制度（population，P）

了解糖尿病患者的综合管理方案。

2. 行为 – 习惯 – 伦理（behavior，B）

学会进行糖尿病知识和健康生活方式的宣教。

3. 生命 – 自然 – 科学（life science，L）

（1）列举皮肤瘙痒的病因。

（2）描述血糖代谢的调节机制；分析严重糖代谢紊乱对脂质代谢及水、电解质和酸碱平衡的影响。

（3）掌握糖尿病的临床表现、诊断、分型、发病机制和治疗。

（4）列举糖尿病危急症的类型，分析发病原因，描述临床表现、诊断及鉴别诊断。

（5）描述胰岛素的作用及机制。

（6）分析糖皮质激素的药理作用及滥用糖皮质激素的危害。

三、整体案例的教师指引

1. 本案例第一幕提供的临床表现并不典型，这也是基层医院误诊的原因。但案例中还是出现了一些提示线索，如生活小康、烦渴多饮等；尤其患者昏迷后在急诊科体检时发现“呼出的气体有烂苹果味”，就具有很强的提示和指向性。对学生而言，由于对糖尿病的临床症状和体征了解不多，不必强求学生在第一幕就给出诊断。但要引导学生考虑可能的疾病，以及要明确诊断应该进行哪些检查。

2. 进入第二幕，学生看到实验室检查结果，一般都能得出“糖尿病”的正确诊断。教师需要进一步引导学生鉴别糖尿病酮症酸中毒和高血糖高渗状态这两种危急并发症。学生在分析讨论中，往往会存在漏诊，得出“糖尿病酮症酸中毒”的诊断，而遗漏该案例还伴有高血糖高渗状态。需要教师引导学生利用本模块刚学的酸碱失衡和水、电解质紊乱知识去分析本案例存在哪些异常。

3. 受案例内容局限的影响，学生们列出的学习目标可能会更多关注于糖尿病临床方面的知识，而案例中没有涉及的糖尿病的一些相关基础医学知识，包括糖尿病的病理学、治疗药物等，需要教师的引导。

4. 在学生讨论完第二幕，列出学习目标后，教师适时引导学生回顾一下整个案例，将案例中与病情有关的线索再串一串，比如第一幕中糖皮质激素药物的使用，除了与皮肤感染有关外，对糖尿病的病情进展是否有影响？患者初发症状有哪些线索提示了真正的病因而被忽视了？从而警示学生在今后的临床工作中，如何少犯经验主义错误，不要割裂机体局部与整体的联系，减少误诊。

5. 本案例没有刻意加入人文的细节，但仍要鼓励学生就糖尿病这种和生活方式有密切关系的疾病如何进行社区预防、健康知识宣教方面进行一些讨论，从个体上升到群体去考虑糖尿病的防治。

第一幕

72岁的唐老汉承包的果园连着几年大丰收，生活是真正奔小康了。但最近唐老汉出了点烦心事——皮肤干燥、瘙痒难耐。原以为是天气干燥的原因，因为也常觉得口干、口渴，喝水多。听朋友的介绍，买了瓶保湿润肤露抹，但不管用，遂到乡卫生院诊治。医生检查，见小腿、手臂上皮肤干燥脱屑，散在扁平丘疹，有明显挠抓的红肿痕。诊断为“瘙痒症”，开了些口服的抗过敏药和外用药，嘱其注意皮肤卫生，限制烟、酒及辛辣等刺激性食物。

唐老汉用药后，瘙痒稍减，甚喜。但几天后，瘙痒复原。又去乡卫生院，这次医生换了皮炎平（复方醋酸地塞米松乳膏）外用和强的松（泼尼松）片口服。换药后，瘙痒有所缓解。用过一段时间后，发现皮肤易挠破，有渗液，出现一些小脓点，也没太在意，就这么拖了几个月。

再见唐老汉已是在几个月后的急诊室，救护车送来时已是昏迷状态。在急诊科体检：四肢阙冷，皮肤干燥，脉搏细速，呼吸深快，呼出的气体有烂苹果味；体温36.1℃，血压102/65 mmHg，心率125次/分，呼吸26次/分；心律齐，心音低钝，两肺呼吸音清；双侧瞳孔等大等圆，对光反射存在。

关键词

瘙痒
多饮（polydipsia）
糖皮质激素
皮肤感染（skin infection）
昏迷（coma ）

重点议题/提示问题

1. 皮肤瘙痒的原因有哪些？哪些内在疾病也可能引起皮肤瘙痒？

2. 糖皮质激素的药理作用有哪些？唐老汉使用糖皮质激素是否合适？与皮肤脓头炎症是否有关？

3. 列举昏迷的可能原因。

教师引导

1. “头痛医头，脚痛医脚”，学生常会把重点仅放在局部单个症状上，以偏概全，也是很多医生常犯的经验主义错误，这是割裂了机体局部与整体的联系，局部问题可由全身因素所导致，“寻本究源，标本兼治”才是治病救人的真正路径所在。可引导学生仔细梳理案例线索，全面分析可能引起皮肤瘙痒的内在疾病。

2. 患者用了糖皮质激素类药物后出现皮肤感染，是疾病本身的发展，还是和用药有一定关系，抑或两者兼而有之？

第二幕

原来，唐老汉新承包了自家果园旁边的一片荒山。为了方便开垦，唐老汉带着儿子吃住在看守果园的小木屋里。山上最不方便的是用水，口渴时经常靠摘些水果吃。经过两个多月的强体力活，唐老汉觉着特别疲乏、烦渴，食欲也不好，后来发展为反应迟钝、嗜睡，说话、做事也常犯糊涂。儿子觉着大事不妙，强行带唐老汉下山，准备休息一晚就去医院复查。哪知道第二天一早发现唐老汉昏迷了，于是赶快叫救护车送来医院。

实验室检查，阳性结果如下：

血糖（GLU）：35.98 mmol/L ↑（正常参考值 3.89 ~ 6.11 mmol/L）

血钠：158 mmol/L ↑ （正常参考值 135 ~ 145 mmol/L）

血酮：5.68 mmol/L ↑（正常参考值 0.03 ~ 0.5 mmol/L）

血 HCO_3^-：8 mmol/L ↓（正常参考值 22 ~ 27 mmol/L）

pH：7.08 ↓（正常参考值 7.35 ~ 7.45）

无尿，未查。

医生赶紧采取补液、小剂量胰岛素持续静脉滴注，以及纠正电解质紊乱等治疗。

关键词

昏迷

胰岛素治疗（insulin treatment）

电解质紊乱（electrolyte disturbance）

酸中毒（acidosis）

重点议题 / 提示问题

1. 糖尿病的临床表现、诊断、分型和发病机制及其常见并发症是什么？
2. 糖尿病并发酮症酸中毒、高渗性昏迷的原因、临床表现、诊断及鉴别诊断是什么？
3. 严重糖代谢紊乱对水、电解质和酸碱平衡的影响有哪些？
4. 糖尿病患者酮体生成增加的机制是什么？
5. 胰岛素的作用及机制是什么？

教师引导

1. 根据其病史和检查，唐老汉昏迷的诊断是什么（糖尿病酮症酸中毒合并高血糖高渗状态）？有哪些依据？如何鉴别诊断糖尿病急症？

2. 根据血浆渗透压的正常值，如何估算血浆有效渗透压？

3. 上一幕中唐老汉用的糖皮质激素类药物对血糖有什么影响？对糖尿病的进展有什么影响？

四、参考资料

1. 侯麦花，朱文元．糖尿病与皮肤病．临床皮肤科杂志，2006，35(2)：122-124.

2. 毛治芳．以皮肤科疾病为首发症状的糖尿病 40 例临床分析．实用临床医学，2012，13(9)：6-7.

3. 林少达．糖代谢紊乱．见：迟宝荣，周胜华．内科学．北京：高等教育出版社，2017.

4. 杨宝峰．药理学．8 版．北京：人民卫生出版社，2013.

5. 参考网站：

https://www.clinicalkey.com/#!/search/diabetes/%7B%22facetquery%22:%5B%22+contenttype:JL%22,%22studytype:SystRev%22,%22studytype:Meta%22,%22studytype:RCT%22,%22+contenttype:PG%22,%22+contenttype:CO%22,%22+contenttype:CT%22%5D%7D

https://www.clinicalkey.com/#!/search/hyperglycemic%2520hyperosmolar%2520status%2520coma/%7B%22facetquery%22:%5B%22+contenttype:JL%22,%22studytype:Narrative%22,%22+contenttype:CO%22,%22+contenttype:PG%22%5D%7D

https://www.uptodate.com/contents/search?search=diabetes&sp=0&searchType=PLAIN_TEXT&source=USER_INPUT&searchControl=TOP_PULLDOWN&searchOffset=1&autoComplete=false&language=&max=0&index=&autoCompleteTerm=

https://www.uptodate.com/contents/search?search=hyperglycemic%20hyperosmolar%20status%20coma&sp=0&searchType=PLAIN_TEXT&source=USER_INPUT&searchControl=TOP_PULLDOWN&searchOffset=1

&autoComplete=false&language=zh-Hans&max=10&index=&autoCompleteTerm=

五、PBL 课后学生形成的学习目标

A 组

1. 掌握糖尿病的急性并发症的发病机制、临床表现、治疗与预后。
2. 学习（糖尿病相关）电解质紊乱、酮症酸中毒、脱水与失水发生的相关机制以及相应的治疗。
3. 学习糖尿病皮肤病的发病机制。
4. 学习糖皮质激素的作用机制（特别对于皮肤而言）。
5. 解释案例相关症状与检查结果。
6. 了解休克的病理生理过程。
7. 了解昏迷的病因。

B 组

1. 掌握胰岛素的生理功能。
2. 掌握糖尿病的常见并发症与急性并发症（酮症酸中毒）。
3. 了解抗过敏药物的分类与机制。
4. 了解糖尿病“痒”的机制以及结合案例解释应用糖皮质激素缓解的原因。
5. 理解应用糖皮质激素后出现脓包、易渗液的原因。
6. 了解糖尿病患者的平素保健与护理（饮水、水果方面）。
7. 解释案例中的“阳性临床表现”。

六、PBL 课后学生对案例的反馈

案例讲述了一位患有糖尿病的农民，以皮肤干燥、瘙痒为首发症状，使用保湿润肤露无效，接着用抗过敏药和外用药治疗，甚至加入糖皮质激素治疗，最终发展到酮症酸中毒而昏迷。案例以糖尿病非典型症状就医，以致延误诊断治疗，引发严重并发症。颇有平地风波之感，不禁令人好奇。

在前期“基础学习”模块的生化糖代谢内容中，我们曾经学过一个糖尿病的 PBL 案例，案例第一段就出现了糖尿病的典型症状，使得大家讨论方向较明确。本案例也许是为避免重复的套路使大家学习兴趣不高，着重点放在了糖尿病并发症上；并且为了增加案例难度，选择了以非典型首发症状开头。但由于我们相关知识较缺乏，且案例第一幕疾病相关典型情节太少，很难做出相关的鉴别诊断。案例第一幕中唯一的线索是“呼出的气体有烂苹果味”，但并没有引起大家的注意，难以展开思维讨论。因而建议案例补充更多细节，比如患者的血钾和尿液等。在第二幕对酮症酸中毒的治疗中，文字描述也过于简单，限制了临床讨论，建议将治疗方案详细化。

案例主人公“唐”老汉一语双关，既是名字，亦是“糖尿病”的隐喻，很有韵味。同时，案例出现了用药的对比，尤其是不同途径的给药方式有较大讨论空间。在分享课上，A 组同学能够详细解释糖尿病引发的皮肤症状以及糖皮质激素的作用机制，收获较大。并且在糖尿病急症相关的酮症酸中毒昏迷和高渗高血糖综合征上讨论激烈，思维碰撞强烈。而 B 组则深入讨论了外用药和口服药的区别，对于临床用药帮助较大。同时也认为由于本案例涉及的很多知识在之前都有所讨论，因此讨论容易脱离课本，比如高渗高血糖综合征，缺少系统性分享。值得注意的是在高渗高血糖综合征的诊断方面，由于案例没有提供血钾浓度，我们误以为无法确诊，而没有思考血浆渗透压的计算，但其实已有的信息已经足够得出该综合征的诊断。

案例总体较好。建议补充血钾和尿液等信息，并且更详细说明高渗性昏迷和酮症酸中毒的治疗方案，便于进一步讨论。

PBL 案例教师版

难言之隐，一洗未了

课程名称：机体平衡模块

使用年级：三年级

撰 写 者：高分飞

审 查 者：PBL 工作组

汕头大学医学院
ShanTou University Medical College

一、案例设计缘由与目的

（一）涵盖的课程概念

本案例为“机体平衡”模块有关尿路感染的 PBL 讨论案例。根据感染发生的部位，尿路感染分为上尿路感染（主要为肾盂肾炎）和下尿路感染（膀胱炎、尿道炎）。由于女性尿路解剖生理特点，尿路感染好发于女性，尤其多发于性生活活跃期及绝经后女性。发生于性生活后的尿路感染需要与性传播疾病——淋菌性尿道炎和非淋菌性尿道炎相鉴别。本案例描述了一名年轻女性小丽在一次酒后性生活后出现尿路感染的诊治过程。出于隐私的考虑，患者初始选择制度不规范的医院就诊，被误诊为性病治疗。通过案例的讨论，一方面希望学生讨论学习尿路感染的临床问题以及相关的基础医学知识；重点讨论上、下尿路感染的鉴别诊断，以及尿路感染与淋菌性和非淋菌性尿道炎的鉴别；尿路感染治疗的抗菌药选择是本案例的一个难点。另一方面，通过小丽的就诊经历，引发学生在社会层面上思考医疗系统的规范管理——如何对不规范的医院更好地监管？如何让公立医院更好地提供服务？在人群层面讨论如何有效帮助低文化层次人群正确就医，如何有效帮助他们提高医疗保健知识水平。

（二）涵盖的学科内容

解剖学层面　掌握男、女泌尿系统的生理结构。

微生物学层面　掌握尿路感染的常见细菌的类型和致病性。

免疫学层面　正确描述机体对细菌感染的免疫应答机制。

病理学层面　正确描述细菌感染引起的尿路黏膜的病理变化。

药理学层面　掌握抗菌药物的分类、抗菌谱和不良反应。

诊断学层面　掌握血、尿常规和细菌学检查指标的意义。

内科学层面　了解尿路感染的诊疗方案及合理用药。

行为层面　学习如何普及良好的个人卫生习惯，尤其是女性生理卫生的护理和清洁。

人群层面　学会相关医学知识的宣教和普及。

社会层面　了解医疗系统的规范管理。

（三）案例摘要

年轻的小丽在一次性生活后出现尿频、尿急、尿痛，出于隐私考虑选择了一家不规范的医院就诊，被误诊为“性病”治疗，用抗菌药阿奇霉素治疗无效。无奈转正规医院治疗，诊断为“尿路感染”，初用左氧氟沙星，因耐药无效。后根据尿培养结果为大肠埃希菌，对氨苄西林/舒巴坦敏感，换用舒他西林治疗。患者尿频、尿急、尿痛症状消失，复查尿常规正常，尿菌阴性，治愈。

（四）案例关键词

尿路感染（urinary tract infection）
非淋菌性尿道炎（nongonococcal urethritis）
大肠埃希菌（*Escherichia coli*）
阿奇霉素（azithromycin）
左氧氟沙星（levofloxacin）
舒他西林（sultamicillin）

二、整体案例教学目标

（一）学生应具备的背景知识

本案例侧重于尿路感染的病原微生物、发病机制、临床表现、实验室和其他辅助检查、诊断与鉴别诊断、药物治疗等相关知识。学生前面已经学习了“人体结构”模块中泌尿系统的解剖和组织结构，“感染与免疫”模块中病原微生物的分类、细菌的生物学性状、致病机制、免疫性和抗菌药物的相关知识，以及“疾病机制”模块中炎症的病理变化等；同时主动学习班对 PBL 的学习方式已有很深的理解和熟练的应用。

（二）学习议题或目标

1. 群体 – 社区 – 制度（population，P）
（1）讨论如何有效帮助低文化层次的人群提高医疗保健知识水平。
（2）讨论如何规范管理医疗市场。
2. 行为 – 习惯 – 伦理（behavior，B）
（1）列举女性预防尿路感染应注意的个人卫生措施。
（2）了解临床实习带教的方法和技巧。
3. 生命 – 自然 – 科学（life science，L）

（1）描述男、女泌尿系统的结构和特点，为何女性易患尿路感染。

（2）尿路感染的易感因素有哪些？尿路感染的发病机制是什么？常见病原微生物有哪些？病理表现如何？

（3）上、下尿路感染分别有哪些临床表现？实验室检查有何不同？尿路感染的诊断流程是什么？如何与其他疾病进行鉴别诊断？

（4）常见尿路感染的并发症有哪些？

（5）治疗尿路感染如何合理选择抗菌药物？使用原则是什么？

三、整体案例的教师指引

1. 本案例涉及的尿路感染在医学知识方面相对比较简单，可以引导学生将讨论和学习重点放在鉴别诊断和抗菌药物选择上。

2. 尿路感染在临床症状上和某些性传播疾病有类似之处，对于缺乏医学知识，又在行为上有巧合时，往往会引发“性病恐惧症”，甚至带来一些可笑而无奈的就医行为。作为医务工作者，嘲笑和歧视患者是错误的。本案例设置了“患者在不规范的医院被误诊为性病治疗”的信息，引导学生以同理心去接纳患者，思考如何在治疗患者身体疾病的同时，解决患者的心理问题。还可以让学生们讨论，如何规范医疗市场，有力打击那些以利益骗钱为目的的不规范黑心医院和诊所。

3. 案例设置了一个实习医生和带教教师一起看门诊的场景，对照私立医院“一医一患一诊室”，考虑尊重患者隐私的做法，同时引出实习带教中的方法和技巧的问题，这些都可以引导学生做一些人文层面的讨论。

第一幕

小丽初中毕业后就来到城市打工。后来结交了一个男朋友，在一次酒后发生了性关系。几天后，小丽觉得尿频、尿急、排尿时刺痛。在网络上搜到的相关内容让小丽又羞又怕：担心会不会染上了性病。于是她悄悄去药店买了一瓶“洁尔阴”，希望“难言之隐，一洗了之”。洗了几天，症状不仅没有缓解，反而愈加严重。无奈下，羞愧的小丽选择了那家路边广告牌上写着“一医一患一诊室”的私立医院。

在这家私立医院，小丽受到热情的接待。大夫推荐她做了一个“× 国进口先进仪器”的尿化验。结果出来，大夫严肃地告诉小丽，她得了“非淋菌性尿道炎”，并给小丽开了疗程 7 天的阿奇霉素，当然价格也不菲。

一个疗程下来，小丽的病情并没有明显改善。细心的同事发现小丽的隐情，劝小丽去正规医院。小丽于是去市立医院挂了专家门诊。张主任带着实习医生小林坐诊，主任询问了小丽的发病经过，并进行了体格检查，没有发现明显异常。化验结果显示，血常规无异常，尿常规示白细胞计数 15/μl，尿沉渣涂片镜检可见革兰氏阴性杆菌。

关键词

尿频（frequent micturition）

尿急（urgent micturition）

尿痛（pain in urination）

非淋菌性尿道炎

阿奇霉素

尿路感染

重点议题 / 提示问题

1. 尿频、尿急、尿痛的原因是什么？尿路感染的易感因素有哪些？为什么女性易患尿路感染？

2. 尿路感染的诊断标准是什么？小丽的诊断是“上尿路感染”，还是“下尿路感染”？两者如何鉴别？

3. 尿路感染和非淋菌性尿道炎有何区别？

4. 为什么阿奇霉素治疗尿路感染无明显疗效？尿路感染治疗的抗菌药物选择和使用原则是什么？

5. 女性应如何注意个人卫生，预防尿路感染？

6. 如何帮助低文化层次的人群提高医疗保健知识水平？

教师引导

1. 为什么会有许多人选择私立医院，尤其在患涉及隐私的疾病时？他们出于什么心理？公立医院如何调整服务，才可能吸引这些患者？

2. 为什么小丽的血常规是正常的？

3. 尿沉渣涂片显示为革兰氏阴性杆菌，可以排除什么疾病？为什么？要确证“非淋菌性尿道炎”，还可以做哪些检查？

4. 为什么阿奇霉素治疗无明显疗效？阿奇霉素的药动学和药效学有什么特点？案例中阿奇霉素静滴 7 天是否合理？（阿奇霉素血药半衰期长，且常采取序贯疗法）

第二幕

小丽得知自己是“尿路感染”，不是“性病”，暗自庆幸，同时也后悔不该先去那家不规范的医院。

张主任让小林医生先拟一个初步治疗方案。小林医生开了莫西沙星 0.4 g po qd 抗感染治疗，被张主任当面贬了一通选药错误。随后张主任给小丽开了左氧氟沙星 0.4 g po qd，还开了一些小苏打片让小丽泡水喝，嘱咐她多喝水、勤排尿；同时做了“尿培养 + 药敏试验”检查；张主任让小丽 3 天后复查，同时查看药敏试验结果。

3 天后，小丽回来复查，疗效不理想。尿培养结果显示为大肠埃希菌，对氨苄西林 / 舒巴坦、头孢唑肟、庆大霉素、亚胺培南敏感，对四环素、克林霉素、环丙沙星、哌拉西林、复方磺胺甲噁唑耐药。于是换用舒他西林 0.75 g po bid，用药 3 天，小丽尿频、尿急、尿痛症状消失。1 周后复查尿常规脓细胞阴性，白细胞计数 0/μl，尿沉渣涂片未发现细菌。终于了了“难言之隐”。

关键词

莫西沙星（moxifloxacin）

左氧氟沙星

尿培养（urine culture）

药敏试验（drug sensitive test）

舒他西林

重点议题 / 提示问题

1. 尿路感染的常见细菌种类有哪些？如何根据抗菌药物的抗菌谱与组织分布合理选择抗菌药物？

2. 抗菌药物耐药的机制是什么？如何避免或减少细菌耐药？

3. 尿路感染的治愈标准是什么？

4. 如何进行预防尿路感染的健康生活方式的宣教与管理，以及性病知识的宣教？

教师引导

1. “性病恐惧症”分为无病自恐和病后恐怖两类，小丽属于哪一种？对于不同的“性病恐惧症”，应如何帮助克服？

2. 为什么在市立医院，小丽的用药都是首选口服的给药方式？她的病需要抗菌药联合应用吗？什么情况的尿路感染要考虑联合应用抗菌药？尿路感染的抗菌药物治疗有什么使用原则？

3. 抗菌药物耐药的机制是什么？如何避免或减少细菌耐药？

4. 药敏试验检测了哪几类抗菌药的敏感性？这些抗菌药的抗菌谱如何？作用机制如何？临床应用与不良反应如何？舒他西林属于哪一类抗生素？

5. 小林医生的选药有什么不妥？为什么会被贬？

6. 张主任当着患者的面训斥实习医生合不合适？应该怎样带教更合理？作为实习医生，在临床实习应该具有怎样的态度和行为？

四、参考资料

1. 郭金娟，孙增先，荆莉. 1 例 2 型糖尿病合并复杂性尿路感染不合理用药分析. 药物与临床，2017, 20(10): 1828−1830.

2. 迟宝荣，周胜华. 内科学. 北京：高等教育出版社，2017.

3. 杨宝峰. 药理学. 8 版. 北京：人民卫生出版社，2013.

4. 高艳萍，葛建新. 抗生素应用与细菌耐药性产生的辩证关系. 临床医生论坛，2008, 29(7): 72−73

5. 参考网站：

https://www.uptodate.com/contents/zh-Hans/acute-simple-cystitis-in-women?search=urinary%20tract%20infection&source=search_result&selectedTitle=2 ~ 150&usage_type=default&display_rank=2

https://www.clinicalkey.com/#!/content/clinical_overview/67-s2.0-9f7bed12-c0ec-47a4-b7c2-d7aca354df5d

五、PBL 带教前会议记录

参加者：案例作者，带教教师

案例名称：难言之隐，一洗未了

会议内容

（一）主要议题（如：案例文化背景，需要注意的问题，针对学生特点需要重点做

哪些引导等）

本案例以一个文化层次较低的年轻女性患者在一次酒后性生活出现尿路感染后的诊治过程为情景，使学生通过案例，在“生命－自然－科学”方面围绕尿路感染性疾病整合学习泌尿系统的结构（解剖），细菌的类型和致病性（微生物学），机体对微生物感染的免疫应答（免疫学），感染性炎症的病理变化（病理），上、下尿路感染的鉴别，以及与淋菌性和非淋菌性尿道炎的鉴别（诊断），抗菌药物的分类、抗菌谱和不良反应（药理），以及尿路感染的诊疗方案及合理用药（内科）；在“群体－社区－制度”方面关注医疗系统的规范管理，以及医学知识的宣教和普及；在“行为－习惯－伦理”方面提倡养成良好的个人卫生习惯，尤其是女性生理卫生的护理和清洁。除了知识的理性议题以外，又可触及人文的感性议题。让医学生通过整合学习为将来行医培养良好的整合医疗思维。

（二）案例重点问题（如：主要学习目标，如何达成，遇到困难的处理预案）

一方面让学生对尿路感染和非淋菌性尿道炎进行区分，对尿路感染的易感因素、发病机制、常见病原微生物、病理表现、临床表现、诊断流程进行深入的学习；而在治疗过程中涉及多种抗生素的药敏试验结果，对其中不同种类抗菌药物的作用机制、耐药机制、临床应用与副作用进行复习。

六、PBL 带教后会议记录

参加者：案例作者，带教教师

案例名称：难言之隐，一洗未了

会议内容

（一）案例使用反馈

1. 案例优点

（1）整体讨论进程比较顺利，能完成目标与相关议题；总体讨论过程事实－问题－假设－目标环节还比较流畅。

（2）案例中关于医学生带教的人文话题比较新颖有趣，学生们在这方面结合自身的体会讨论得较有兴趣。

（3）案例中关于用药方面的描述清楚，使学习目标明确而具体，学生反映对他们临床具体用药很有启发。

2. 案例存在的问题（医学专业问题、文字表达，从学生的视角出发存在的问题）

（1）这个案例，其病情相对简单，而且其中涉及的大部分知识点与“感染与免疫”模块有重叠。

（2）由于在“感染与免疫”模块有过类似案例学习，故而讨论时总体挑战性不够，缺乏进一步探究的欲望。

3. 意见或修改建议

（1）学生建议将其调整到感染与免疫模块，重点讨论细菌与抗生素的相关知识点。

（2）学生建议在保留原有优点的基础上，将疾病换成尿毒症、尿路肿瘤、中药导致的急性肾衰竭或肾盂肾炎等。同时，建议加入更多的信息，比如生活环境、年龄、经济条件和检查结果等，延伸讨论鉴别诊断和药物禁忌证等目标，使讨论更符合模块学习目标且更有深度。

（二）学习目标完成情况

1. 学生已经非常熟悉 PBL 学习的流程和技巧，无需教师过多引导，就基本列出大部分的学习目标，所需时间也较少。

2. 有部分学习目标未有讨论和涉及，这也是流程过于熟悉后，形成思维定势，发散思维不够所致。

3. 学生通过分享能完成学习目标，讨论过程能大部分脱稿展示。

（三）学生表现

1. 整体讨论过程流畅，每位学生均能积极参与，讨论气氛比较融洽和谐，顺利完成目标。分享及板书基本能脱稿，并能紧密联系病例，但学习深度仍需加强。

2. 在分享讨论前，学生平均学习时间 4 ~ 5 小时，用时相对较少，这与案例涉及的病情相对简单有关，也和学生熟悉学习流程、效率更高有关。

3. 部分学生反映学习热情有所下降；甚至希望尝试一些其他的主动学习模式，比如 TBL 等。

（四）其他补充

1. 这次案例学习中间恰好有一次期中测试的形成性评价，从考分来看，主动学习班同学考分并不突出，甚至有个别学生得分还比较低。这和学生都是自学，有时难以把握学习内容的重点不无关系。

2. 同学们反映此次期中测试很有必要，可以让他们了解考题的形式和内容。

七、PBL 课后学生形成的学习目标

A 组

1. 学习逆行性尿道感染易感病原体类型。
2. 学习非淋菌性尿道炎致病菌、临床症状的鉴别和具体用药。
3. 结合案例，解释小苏打水的作用。
4. 结合案例，解释选用舒他西林的原因。
5. 学习莫西沙星、左氧氟沙星 SOP①。
6. 了解洁尔阴的成分、作用。
7. 了解泌尿生殖道疾病预防与宣教工作。
8. 针对案例，学习如何从症状上鉴别泌尿系统疾病（上、下尿路感染）。
9. 结合案例，了解阿奇霉素和其他药物的具体应用。
10. 结合案例，讨论老师带教当患者面呵斥实习医生的合理性。

B 组

1. 结合案例，学习尿路感染的 SOP②。
2. 学习左氧氟沙星和莫西沙星的区别。
3. 复习相关抗生素的耐药机制及预防措施。
4. 了解小苏打水在治疗“尿路感染”中发挥的作用。
5. 了解“洁尔阴”的使用方式及适应证。

---

① 学生内部约定的表达，意为按学习药物的 SOP（standard operation procedure，标准作业程序）学习莫西沙星、左氧氟沙星，即学习莫西沙星、左氧氟沙星的药理作用、作用机制、临床应用和不良反应等。

② 学生内部约定的表达，意为按学习疾病的 SOP 学习尿路感染，即学习尿路感染的流行病学、病因、发病机制、临床表现、诊断及鉴别诊断、治疗及预后。

6. 了解尿培养和药敏试验的机制及流程。

7. 讨论医药产品广告误导消费者的现象及解决方案。

8. 了解中药、中成药和保健品的定义及上市审核程序。

八、PBL 课后学生对案例的反馈

本案例介绍的是临床中典型的病例——上行感染引起膀胱炎，虽然此类病在临床中很常见，但是作为PBL讨论案例，其病情相对简单，而且其中涉及的大部分知识点与“感染与免疫”模块有重叠。由于在“感染与免疫”模块有过类似案例学习，故而讨论时总体挑战性不够，缺乏进一步探究的欲望。因此我们建议将其调整到“感染与免疫”模块，重点讨论细菌与抗生素的相关知识点。

但是，经过分享课后，同学则认为此案例也不乏亮点，稍加修改可以让它变成一个优秀的案例：A 组同学认为人文话题新颖有趣，且用药方面描述清楚，使学习目标十分明确；B 组同学更是探索到“小苏打水”在“尿路感染”治疗中为误用情况，使讨论进入高潮……因此，我们倾向于在保留原有优点的基础上，将疾病换成尿毒症、尿路肿瘤、中药导致的急性肾衰竭或肾盂肾炎等。同时，建议加入更多的信息，比如生活环境、年龄、经济条件和检查结果等，延伸讨论鉴别诊断和药物禁忌证等目标，使讨论更符合模块学习目标且更有深度。

（江诗妍　田慧虹　黄梓键　陈　漫）

PBL 案例教师版

胖子寻医记

课程名称：机体平衡模块

使用年级：三年级

撰 写 者：林少达　林楚佳

审 查 者：PBL 工作组

汕头大学医学院

ShanTou University Medical College

一、案例设计缘由与目的

（一）涵盖的课程概念

本案例是一个肥胖女士在没有正确医学指导下减肥，耽误诊断，出现高血压、月经减少就诊的故事。使学生通过库欣综合征的案例，在“生命－自然－科学”方面，整合学习下丘脑－垂体－肾上腺皮质轴的组织结构及生理功能（解剖、组织胚胎、生理）和垂体、肾上腺皮质的病变（病理）导致分泌过多肾上腺皮质激素的临床表现（病理生理）。案例中以肥胖、高血压作为就诊线索启发学生临床诊断和鉴别诊断的思维（诊断），掌握血和尿的内分泌激素及代谢产物的相关实验室检查、下丘脑－垂体－肾上腺皮质轴功能的动态试验（生理、病理生理、诊断）和定位诊断（影像），熟悉药物治疗（药物药理）、外科治疗（外科）以及术前、术中、术后的准备和护理（内科、护理）。在“群体－社区－制度”方面，通过不正确减肥经历，纠正不良行为，强化“相信科学、尊重医学”的理念，积极开展健康宣教。在“行为－习惯－伦理”方面，通过本案例讨论社会上有关减肥的虚假宣传、减肥食品与肥胖综合治疗的医学模式之间的行为伦理。

（二）涵盖的学科内容

解剖组织层面　下丘脑－垂体－肾上腺皮质轴的组织结构。

生理学层面　下丘脑－垂体－肾上腺皮质轴的生理调节与功能。

病理学层面　垂体、肾上腺皮质的病理变化。

病理生理学层面　内源性及外源性肾上腺皮质激素过多引起蛋白质、脂肪、糖类、电解质代谢紊乱和心血管、血液、神经系统等功能变化和病变。

药理学层面　不同肾上腺皮质功能与各种糖皮质激素药动学的关系及选择；保健食品与药品的管理。

诊断学层面　以肥胖、高血压作为就诊线索的诊断和鉴别诊断，血和尿的内分泌激素及代谢产物的实验室检查，下丘脑－垂体－肾上腺皮质轴功能的动态试验。

影像学层面　B 超、X 线、CT、MRI、PET 的定位诊断。

内科学层面　不同原因引起的肾上腺皮质激素过多的共同临床表现与不同特点，不同病因及功能状态的内科诊断与治疗，术前内科准备，术后内科治疗。

外科学层面　不同病因及功能状态的外科治疗，术前、术后的外科准备。

护理学层面　术前、术中、术后护理。

行为层面　医学生与患者的沟通、医患沟通。

人群层面　积极开展肥胖健康宣教，以“能量平衡”为理念的肥胖综合治疗。普及肥胖是一种疾病的观念，使患者相信科学、尊重医学，要正确预防、诊断和治疗。

（三）案例摘要

案例描述一位 36 岁的肥胖的张女士的减肥经历，后来伴高血压就诊。就诊时发现患者向心性肥胖、皮肤紫纹、月经量少等库欣综合征症状和体征，进行肥胖和高血压的鉴别诊断，检查发现患者皮质醇过度分泌且不被小剂量地塞米松试验抑制，明确存在库欣综合征；进一步检查明确库欣综合征是 ACTH 非依赖性的，病因为“右侧肾上腺皮质腺瘤”。手术治疗切除肾上腺瘤，张女士体重、血压恢复正常。

（四）案例关键词

库欣综合征（Cushing syndrome）

肥胖（obesity）

高血压（hypertension）

垂体（pituitary gland）

肾上腺（adrenal gland）

促肾上腺皮质激素（adrenocorticotropic hormone，ACTH）

皮质醇（cortisol）

二、整体案例教学目标

（一）学生应具备的背景知识

本案例适合三年级医学生学习。学生前面已经学习了“人体结构”模块中内分泌系统的大体和组织结构、“基础学习”模块中三大物质代谢的生物化学的内容，以及药物治疗的基本原理等。

（二）学习议题或目标

1. 群体－社区－制度（population，P）

（1）全球、中国人群肥胖发病率迅猛增加，与生活方式、工作压力等密切相关；互联网信息中的减肥知识鱼龙混杂，如何辨别？如何发挥自身作用？

（2）健康管理在信息化时代对肥胖病预防、减肥如何发挥作用？

（3）肥胖的社会问题和心理问题。

2. 行为－习惯－伦理（behavior，B）

（1）如何科学减肥？

（2）有关减肥的虚假宣传、促销减肥食品的商业行为对肥胖综合治疗医学模式的挑战，从伦理进行讨论认识。

（3）医患在诊断和治疗过程中的行为伦理讨论。

3. 生命－自然－科学（life science，L）

（1）高血压与内分泌疾病的关系。

（2）下丘脑－垂体－肾上腺皮质轴的组织结构及生理功能。

（3）库欣综合征的病因及病理变化。

（4）库欣综合征的临床表现。

（5）库欣综合征需要的血和尿内分泌激素及代谢产物实验室检查项目，如何做下丘脑－垂体－肾上腺皮质轴功能的动态试验？如何运用影像定位诊断的手段？

（6）库欣综合征的诊断流程和鉴别诊断的思路，库欣综合征的定性诊断和定位诊断。

（7）库欣综合征的治疗手段。

三、整体案例的教师指引

本案例内容涵盖的知识点比较多，以库欣综合征的病因与分类、临床表现、诊断与鉴别诊断、治疗方法等相关知识为中心，涵盖下丘脑－垂体－肾上腺皮质轴的组织结构及生理功能，内源性及外源性肾上腺皮质激素过多引起蛋白质、脂肪、糖类、电解质代谢紊乱和心血管、血液、神经系统等功能变化和临床表现，库欣综合征的定性、病因诊断和治疗方法等相关知识；同时也涉及肥胖和高血压的诊断和鉴别诊断。整合了内分泌系统的解剖、组织胚胎、生理、病理生理、病理、药理、诊断、影像、内科、外科和护理学等内容。需要学生全面考虑。

第一幕

36 岁的张女士，婚前相貌姣好，身材苗条，身高 165 cm，体重不到 50 kg。有了孩子后，张女士日渐发福，身材丰满了很多。亲戚朋友们也夸她长胖后更好看了！但最近 4 年来，张女士感觉食欲特别好，真是“吃嘛嘛香”，体重增加到 79 kg，原来的瓜子脸变成了满月脸，腰围更是达到了 102 cm，身材走形，原来的美丽不再，还经常有同事朋友拿她的胖开玩笑。张女士决定减肥。她先是在互联网上网购了某“神奇瘦身汤”，喝了 50 天，体重丝毫没有下降。后来又在药店里买了某品牌的国食健字 G200×××× 的“××× 减肥茶”，认真按说明书饮用，但她既不减少食量，也不喜欢运动。3 个月下来体重不降反升。刚好这时在医学院读大三的侄女春节回家，看到姑姑自己乱减肥，便把自己学习到的医学知识讲给姑姑听，并带姑姑去药房量了血压，结果发现姑姑的血压是 160/115 mmHg，于是赶紧要姑姑到医院做系统检查。

张女士到医院门诊看病，医生询问病史，知道张女士已快 3 个月没有来月经了，此前已经出现月经周期变长、经量减少；大腿和手臂不小心磕碰到硬物时，皮肤很容易出现瘀斑，双上肢散在出血点。体格检查：身高 165 cm，体重 80 kg，腰围 105 cm，血压 160/100 mmHg；向心性肥胖，四肢变细；水牛背，满月脸，多血质外貌；面部、前胸和后背皮肤可见痤疮，腋下、下腹部、大腿内侧及腘窝有紫纹。门诊辅助检查血常规：血红蛋白 99.2 g/L（正常值 110 ~ 150 g/L），白细胞 4.34×10^9/L［正常值（4.0 ~ 10.0）$\times10^9$/L］，中性粒细胞 85.2%（正常值 50% ~ 70%）；血钙 2.21 mmol/L（正常值 2.25 ~ 2.75 mmol/L），血钾 3.10 mmol/L（正常值 3.5 ~ 5.5 mmol/L）；口服 75 g 葡萄糖耐量试验：空腹血糖 5.21 mmol/L（正常值 3.9 ~ 6.1 mmol/L），2 小时血糖 8.55 mmol/L（正常值≤ 7.8 mmol/L）；血皮质醇（上午 8 时）678.8 nmol/L（正常值 118.6 ~ 618.0 nmol/L）。张女士拿着化验结果再次就诊，医生又询问张女士近期有无服用降压药等口服药物或使用外用药物。张女士均否认，同时也否认酗酒。医生告诉张女士伴有月经紊乱、高血压、低血钾等，不像单纯的肥胖，要住院详细检查和治疗，张女士同意了。

关键词

向心性肥胖（central obesity）

高血压

闭经（amenorrhea）

水牛背（buffalo hump）

满月脸（moon face）

紫纹（purple striae）

皮质醇

低血钾（hypokalemia）

重点议题 / 提示问题

1. 肥胖的社会问题、心理问题，肥胖的危害问题，如何科学减肥？

2. 高血压的定义、分类、原因、分期；同时伴有肥胖和高血压等临床表现要注意什么体格检查和实验室检查？

3. 案例中询问患者是否服其他口服及外擦药物、酗酒等，了解有无外源性糖皮质激素药物应用的意义（排除皮质激素结合球蛋白升高药物、ACTH 类似物、合成糖皮质类固醇、甘草酸苷等引起的高皮质醇血症，严重抑郁症患者和慢性酗酒所引起的假性库欣综合征）。

教师引导

1. 本案例的重点是继发性肥胖，教师应引导学生讨论肥胖的临床表现、诊断和诊断方法等，可延伸与肥胖相关的检查。讨论如何进行单纯性肥胖和继发性肥胖的鉴别，继发性肥胖是由内分泌紊乱或代谢障碍引起的一类疾病，虽然同样具有体内脂肪沉积过多的特征，但仍有原发性疾病的临床表现和实验室特点。在临床诊断思维中应注意排除继发性肥胖。

2. 从社会管理角度讨论减肥的社会问题和伦理行为，学习食品药品管理知识。引导相信科学、尊重医学，积极开展健康宣教和普及，以“能量平衡”为理念的肥胖综合治疗。

3. 以案例中肥胖、高血压作为就诊线索培养学生临床诊断和鉴别诊断的思维：引导学生注意运用高血压的内分泌激素、代谢产物和内分泌激素功能检查及定位检查排除嗜铬细胞瘤等的鉴别诊断；考虑库欣综合征可能性时如何进行血和尿的内分泌激素及代谢产物实验室检查、下丘脑－垂体－肾上腺皮质轴功能的动态试验和定位诊断，如何回答内分泌疾病的功能诊断、定位诊断和病因诊断。

4. 以案例中低钾血症引导学生注意不同病因库兴综合征的鉴别；以案例同时伴有高血压和低钾血症引导学生注意库欣综合征应与原发性醛固酮增多症或同时合并原发性醛固酮增多症进行鉴别诊断；并讨论原发性醛固酮增多症的病因、发病机制、临床表现、诊断和鉴别诊断及治疗。

第二幕

入院后张女士接受了一系列检查，结果如下：

1. 血常规：血红蛋白 109 g/L ↓，白细胞 4.3×10^9/L，中性粒细胞 85% ↑。

2. 血钙 2.22 mmol/L ↓，血钾 3.10 mmol/L ↓。

3. 空腹血糖 6.62 mmol/L ↑，口服 75 g 葡萄糖耐量试验 2 小时血糖 10.11 mmol/L ↑。

4. 促卵泡激素（FSH）1.5 IU/L，黄体生成素（LH）2.0 IU/L，雌二醇 603.6 pmol/L。

5. 血醛固酮：卧位＜0.1 pmol/L ↓（正常值 9.4 ~ 253 pmol/L），立位 76.8 pmol/L ↓（正常值 110 ~ 923 pmol/L）。

6. 血管紧张素Ⅱ：卧位＜0.1 ng/L ↓（11.8 ~ 95 ng/L），立位 1.5 ng/L ↓（92.5 ~ 150 ng/L）。

7. 血浆肾素活性：卧位 0 μg/（L·h）↓［0.07 ~ 1.47 μg/（L·h）］，立位 0 μg/（L·h）↓［1.5 ~ 5 μg/（L·h）］。

8. 尿 17- 酮类固醇（17-KS）：13.1 μmol/24 h ↓（男 16.3 ~ 40.3 μmol/24 h，女 14.9 ~ 37.5 μmol/24 h）。

9. 尿 17- 生酮类固醇（17-KGS）：50 μmol/24 h ↑（男 24 ~ 58.3 μmol/24 h，女 23.3 ~ 48.3 μmol/24 h）。

10. 尿醛固酮：3.9 nmol/24 h ↓（5.5 ~ 33.3 nmol/24 h）。

11. 血皮质醇（8 am）：678.8 nmol/L ↑（118.6 ~ 618.0 nmol/L）；血皮质醇（4 pm）：569.8 nmol/L ↑（0 ~ 276 nmol/L）；血皮质醇（12 pm）：578.2 nmol/L ↑（0 ~ 276 nmol/L）。

12. ACTH（8am）：＜2.7 pmol/L ↓（5.1 ~ 18.9 pmol/L）。

13. 24 小时尿游离皮质醇（UFC）：1426.8 nmol/24 h ↑（78.6 ~ 589.6 nmol/24 h）。

14. 三次 24 小时尿儿茶酚胺（CA）、尿香草扁桃酸（VMA）正常；血浆 3- 甲氧基肾上腺素（MN）及 3- 甲氧基去甲肾上腺素（NMN）水平正常。肝肾功能及甲状腺功能正常。

15. 大、小剂量地塞米松抑制试验结果：

	血皮质醇（nmol/L）	UFC（nmol/24 h）	血 ACTH（pmol/L）	结果
第一天	678.8	1426.8	<2.7	
小剂量	588.7	1586.9	8.5	未抑制
大剂量	582.0	1982.5	6.1	未抑制

16. 影像学检查：① 腰椎 X 线提示骨质疏松；② 腹部 B 超报告右侧肾上腺有占位性病变；③ CT 示右侧肾上腺外侧见一个 2.5 cm×2.0 cm 类圆形软组织密度影，边界清晰，密度均匀，增强后可见明显强化，瘤外肾上腺萎缩；④垂体 MRI 未见异常。

根据上述检查结果，医生在全麻下行右侧肾上腺腺瘤摘除术并送检。术后第一天，每 6 小时 1 次氢化可的松 100 mg，术后第二天起剂量渐减，术后第 7 天改口服泼尼松每日 10 mg 替代治疗，以后逐渐减量。

1 年后复诊，各项指标包括体重都恢复正常。

关键词

库欣综合征

垂体

肾上腺

促肾上腺皮质激素

皮质醇

地塞米松（dexamethasone）

氢化可的松（hydrocortisone）

重点议题 / 提示问题

1. 库欣综合征的病因、临床表现及相关的血和尿的内分泌激素及代谢产物实验室检查的意义是什么？
2. 库欣综合征的定性诊断、定位诊断和鉴别诊断是什么？
3. 下丘脑－垂体－肾上腺皮质轴功能的动态试验的判断及临床意义是什么？
4. 库欣综合征的影像学定位诊断是什么？
5. 库欣综合征的内外科治疗与预后如何？

6. 引导学生分析大、小剂量地塞米松抑制试验的原理，学习大、小剂量地塞米松抑制试验的方法和意义；结合案例试验结果，分析下丘脑－垂体－肾上腺皮质轴功能，分析和鉴别库欣综合征的病因；结合案例单侧肾上腺皮质腺瘤，而腺瘤外的肾上腺皮质呈萎缩状态，进一步讨论 ACTH 依赖性或非 ACTH 依赖性库欣综合征。

教师引导

1. 引导学生讨论库欣综合征检查的生化指标、血和尿内分泌激素及代谢产物实验室检查指标的临床意义。

2. 引导学生讨论影像学在库欣综合征定位诊断的中临床意义，如何判读肾上腺 CT，肾上腺占位还要考虑哪些问题。

3. 引导学生讨论库欣综合征治疗手段的选择；针对不同病因及功能状态库欣综合征的内科治疗药物的作用机制；不同肾上腺皮质功能与不同糖皮质激素药动学的关系及选择；术中、术后应注意什么问题；简单了解不同病因及功能状态库欣综合征的外科治疗，术前、术后的外科准备及护理。

4. 讨论预后问题。

四、参考资料

1. 葛均波，徐永健．内科学．8 版．北京：人民卫生出版社，2013.
2. 迟宝荣，周胜华．内科学．北京：高等教育出版社，2017.
3. 陈孝平，汪建平．外科学．8 版．北京：人民卫生出版社，2013.
4. 朱大年，王庭槐．生理学．8 版．北京：人民卫生出版社，2013.
5. 邹仲之，李继承．组织学与胚胎学．8 版．北京：人民卫生出版社，2013.
6. 白人驹，徐克．医学影像学．7 版．北京：人民卫生出版社，2013.

PBL 案例教师版

蝴蝶效应

课程名称：机体平衡模块

使用年级：三年级

撰 写 者：陈式仪

审 查 者：PBL 工作组

汕头大学医学院
ShanTou University Medical College

一、案例设计缘由与目的

（一）涵盖的课程概念

本次课程为“机体平衡”模块中的甲状腺疾病 PBL 讨论案例，内容为“甲状腺功能亢进症”。本阶段学生对内分泌及代谢疾病总论已有一定了解，这是内分泌学各论第二个 PBL 案例。通过该案例的讨论，希望学生能够体会内分泌激素“微量，高效”的特点，对全身各系统有似“蝴蝶效应”的影响作用，为内科学内分泌疾病核心模块进一步深入学习打下基础。案例中以一中老年男性因追逐“蝴蝶”而突发双下肢瘫痪为引，通过追溯既往病史，逐渐揭露出甲状腺功能亢进所引起的一系列表现（临床症状、体征），而就医后通过进一步检查发现甲状腺功能亢进症对身体多个系统的影响（各系统并发症）。通过对该案例的讨论，希望学生学习到：① 甲状腺激素对各系统的内分泌功能及产生机制，并能预测功能紊乱时的相应临床表现；② 抗甲状腺药物的临床应用；③ 甲状腺功能亢进症及其并发症的临床表现、诊断及治疗原则；④ 同时案例中设置了“郊区居民疾病防治意识不足”“留守老人”“急诊危急值”的线索，引发医学生在社会问题、医疗现状、医院诊治流程等方面的思考。

（二）涵盖的学科内容

生理、病理生理层面　甲状腺激素对各系统的内分泌功能及病理生理机制

内科学层面　甲状腺功能亢进症的临床表现，何为老年人不典型的“淡漠型甲亢”？甲亢可引起全身哪些并发症（低钾型周期性麻痹、甲亢性心脏病）？低钾血症可引起的心血管急性并发症是什么？

诊断学层面　血电解质、肌酸激酶、甲状腺功能检查、甲状腺自身抗体、甲状腺超声、动态心电图、ProBNP 是什么？对该患者有什么意义？

药理层面　抗甲状腺药物是什么？有什么种类？抗甲亢有哪些辅助用药？药理机制及作用分别是什么？

行为层面　什么是危急值？急诊如何报告和处理危急值？如何与患者沟通病情？

社会层面　对待留守老人问题，如何提高独居老人的健康管理意识及疾病防治？

（三）案例摘要

此案例描述的是郊区农民黄老伯因追捕蝴蝶而引发的胸闷、气促、双下肢瘫痪，从

而追溯老年人身上出现疲乏、消瘦、失眠等较为隐匿的症状。家属送患者到医院急诊就诊并完善检查后发现是甲状腺功能亢进症所引起的并发症——低钾型周期性麻痹、甲亢性心脏病。患者因子女忙碌、就医不便、甲亢表现不典型、缺乏疾病认知等原因而延误诊治。住院期间，患者又出现甲亢所致的新的心脏并发症——阵发性心房颤动，医生针对患者的病情，进行必要的检查和治疗。

（四）案例关键词

甲状腺功能亢进症（hyperthyroidism）
甲亢并发症（complication of hyperthyroidism）
低钾型周期性麻痹（hypokalemic periodic paralysis）
心动过速（tachycardia）
心房颤动（atrial fibrillation）
淡漠型甲亢（apathetic hyperthyroidism）
美托洛尔（metoprolol）
甲巯咪唑（methimazole）
动态心电图（dynamic electrocardiogram）

二、整体案例教学目标

（一）学生应具备的背景知识

本案例在“机体平衡”模块中设置，模块整合了泌尿系统和内分泌系统的生理、病理生理、病理学、药理学、内科学等内容。本案例以甲状腺功能亢进的发病机制、临床表现、诊断、药物治疗等相关知识为中心，涵盖本模块中甲状腺的生理功能、甲状腺功能亢进的病理生理学等相关知识。学生前面已经学习了“人体结构”模块中内分泌系统的大体和组织结构，对甲状腺激素的生理功能，以及药物治疗的基本原理等也有了一定了解；同时学生对 PBL 的学习方式已有很深的理解和熟练的应用。

（二）学习议题或目标

1. 群体－社区－制度（population，P）

社区应如何为居民提供医疗服务措施（例如健康宣教、定期体检），以提高居民对疾病的认知，利于疾病的及早发现和及时诊治？

2. 行为 – 习惯 – 伦理（behavior，B）

（1）急诊室的危急值报告程序及处理流程是怎样的？

（2）如何做好有效的医患沟通？

3. 生命 – 自然 – 科学（life science，L）

（1）阐述甲状腺的内分泌功能。

（2）预测甲状腺功能紊乱时导致的相应临床表现。

（3）概述甲状腺激素的药理作用、临床应用和不良反应。

（4）阐述抗甲状腺药物（硫脲类、β 受体阻断药）的药理作用、临床应用和不良反应。

（5）阐述甲状腺功能亢进症及其并发症的发病机制、临床表现、诊断依据、治疗及随访原则。

三、整体案例的教师指引

1. 本案例内容涵盖的知识点包括甲状腺激素于全身各系统及器官的内分泌作用，甲状腺功能亢进症可导致全身多种并发症——累及神经 – 肌肉的低钾型周期性麻痹，累及心脏所致的心动过速及心房颤动，累及眼部所致的甲亢相关性眼病等，需要学生根据案例的发展逐一分析。本案例患者为老年人，表现为缺少“多食、易饥、怕热、多汗”等甲亢典型症状的“淡漠型甲亢”。第一幕中出现多个系统的表现，学生可能在讨论中偏离太多，教师可适当提醒学生梳理线索。学生容易急于剧情展开提供更多线索以揭晓真正病因，而忽略从症状入手对需要鉴别诊断的可能疾病进行全面思考，可在第一幕病因未明的情况下多引导学生对患者所出现的双下肢无力、胸闷、气促、消瘦展开病因讨论，引导学生对鉴别诊断进行思考。

2. 引导学生对患者出现不适症状时无法及时就医的情况进行思考，留意“留守老人”问题，认识到对郊区居民进行疾病宣教、提高健康认知的必要性，意识到为郊区居民提供社区医疗服务（疾病防治）的必要性。

3. 鼓励学生对医院就诊流程、急诊室诊治流程、危急值报告制度、医患有效沟通进行讨论，引发学生对医疗资源配置、医学行为、人文关怀等方面的思考。

第一幕

黄老伯，67 岁，郊区农民。这天是周日，黄老伯的儿子、儿媳带着 4 岁的小孙子从城里回到乡下探望父母。见了面，黄老伯儿子发觉父亲比几个月前瘦了许多，人也显得很疲惫。但黄老伯说是因为天气热，干农活比较累才瘦的。下午，黄老伯和儿子一起带孙子到田野里玩，小孙子看着飞舞的蝴蝶很是兴奋，追着蝴蝶跑，黄老伯则在后面跟着孙子跑。跑了没几步，黄老伯就觉得胸口砰砰地跳，憋闷得厉害，喘不过气来，一屁股坐到地上。儿子见状慌忙跑过来，想扶父亲起来，但黄老伯却觉得双腿酸软，怎么也站不起来。

黄老伯的儿子连忙抱起老人回到家中。黄老伯的老伴告诉儿子说，黄老伯这几个月来总是说累，即使没干什么活也觉得累，还吃不下饭，晚上也睡不好。前几天又说眼睛干涩，看东西有点模糊。但黄老伯说都是因为上了年纪，他还嫌麻烦，不去医院看病。休息了一会儿，黄老伯自己感觉心跳、胸闷缓解了些，也不再感觉喘不过气来了，但两腿还是没劲儿，抬不起来。儿子很担心，坚持带老父亲去医院检查。

周日的急诊室里人满为患。接诊的蒋医生询问了病情，一边嘱咐护士给黄老伯接上心电监护和吸氧，一边用听诊器给黄老伯听了胸口、后背和前颈部。医生让黄老伯抬起双腿和胳膊，黄老伯却完全无法抬起双腿，胳膊也只能稍稍抬起。蒋医生对黄老伯儿子说："您父亲现在心率很快，先休息、吸氧，还需要抽血做一些检查和做心电图。"蒋医生开了急查血电解质、肌酸激酶、甲状腺功能和心电图检查。心电图结果：窦性心动过速。血送检不久蒋医生就接到检验科报告危急值的电话，黄老伯的血钾是 1.7 mmol/L。蒋医生马上给黄老伯进行静脉补钾治疗。并告知黄老伯儿子其父亲的血钾非常低，有引起各种心律失常的可能，严重的时候甚至会有生命危险，现在必须马上补钾治疗，并且严密监测病情变化。黄老伯儿子还想再问问清楚，这时蒋医生又被护士叫去查看别的患者，黄老伯儿子揣着心中许多疑虑，只好等蒋医生得空再问了……

不久其他检查结果都出来了。

血电解质：K^+ 1.7 mmol/L ↓（正常参考值 3.50 ~ 5.50 mmol/L）

Na^+ 139 mmol/L（正常参考值 135.00 ~ 145.00 mmol/L）

Cl^- 103 mmol/L（正常参考值 96.00 ~ 112.00 mmol/L）

肌酸激酶（CK）：24 U/L ↑ （正常参考值 3.89 ~ 6.11 U/L）

甲状腺功能：FT_3 9.19 pmol/L ↑ （正常参考值 3.10 ~ 6.80 pmol/L）

FT_4 48.70 pmol/L ↑ （正常参考值 12.00 ~ 22.00 pmol/L）

TSH 0.02 mIU/L ↓（正常参考值 0.5 ~ 5.0 mIU/L）

关键词

消瘦（emaciation）

胸闷（chest distress）

气促（tachypnea）

疲乏（fatigue）

血电解质（serum electrolyte）

肌酸激酶（creatine kinase）

甲状腺功能（thyroid function）

心电图（electrocardiograph）

危急值（critical value）

低钾血症（hypokalemia）

重点议题 / 提示问题

1. 引起胸口憋闷、喘不过气的病因有哪些？

2. 双腿酸软无力的原因有哪些？

3. 劳累、消瘦、睡不着、视物模糊的原因有哪些？

4. 符合案例中临床表现（胸口憋闷、喘不过气、双腿酸软无力、劳累、消瘦、睡不着、视物模糊）可能的疾病有哪些？

5. 黄老伯出现身体不适没有及时就医的原因是什么?

6. 医生给黄老伯做的体格检查意义是什么?可以得知哪些信息?

7. 血电解质、肌酸激酶、甲状腺功能检查的意义是什么?

8. 何为危急值?低钾血症有哪些危害和并发症?

9. 低钾的原因是什么?窦性心动过速的原因是什么?

教师引导

1. 本案例第一幕出现的症状与体征线索比较多且分散,表现为多个系统组织的受累。学生容易出现讨论混乱,不知从何入手。可引导学生列出和梳理症状和体征,全面分析,对可能的疾病、需要做的检查进行思考。这一幕旨在引导学生发散思维,从多角度考虑各种疾病的可能性,需要对多种疾病的鉴别诊断进行深入思考。引导学生树立临床诊断"一元论"原则的正确思维方式。

2. 让学生关注案例中涉及的郊区老人独居、疾病认知差,无法及时发现疾病、及时就医的现象,思考可以如何改善这一情况。

3. 学生能够讨论蒋医生给黄老伯所做身体检查以及进一步抽血、心电图检查的意义,结合临床症状,对可能的疾病进行思考。

4. 对检查结果的解读,是否正常?如果异常(血钾降低、心动过速),对黄老伯的病情有什么意义?

5. 黄老伯儿子心中有许多疑虑,蒋医生又分身乏术,有什么办法可以更好地做好医患沟通?

第二幕

蒋医生告诉黄老伯的儿子,黄老伯的情况是甲状腺功能亢进症引起的,而且出现了心脏和肌肉的并发症,需要住院进一步治疗。

入院后，接诊的宋医生带着实习医生向黄老伯及家属解释，甲状腺功能亢进症典型的表现是怕热、多汗、饭量增大、消瘦，但在有些老年人身上表现得不明显，称为“淡漠型甲亢”，容易疏忽。阿伯的手脚无力也是甲亢的一个并发症，叫“低钾型周期性麻痹”……正说着话，黄老伯突然又觉得胸口憋闷、气急，宋医生看了心电监护，嘱咐黄老伯放松，叫来护士给黄老伯吸氧，一边对旁边的实习医生说：“看来心脏也有并发症，这是心房颤动发作。”吸上氧气，过了 3 ~ 4 分钟，黄老伯呼吸没有那么急促了。宋医生跟黄老伯和家人解释，黄老伯的甲亢应该有一段时间了，没有及时发现和治疗，现在出现了一些肌肉和心脏的并发症，刚刚出现了心房颤动短暂发作，需要进一步检查和治疗。同时转身嘱咐实习医生：“安排动态心电图、甲状腺超声检查，还有甲状腺自身抗体和 proBNP 检查。”随后护士送来了口服药物，有美托洛尔、甲巯咪唑、氯化钾片。

天色渐暗，黄老伯一家还在紧张焦虑的情绪中没有缓过来，黄老伯儿子坐在床边，看着父亲，想到今早父亲跟小孙子还追着蝴蝶，怎么就发生了这么多事情，心里还有许多疑虑，得找机会再向宋医生问问清楚才行……

关键词

甲状腺功能亢进症（hyperthyroidism）

并发症（complication）

淡漠型甲亢（apathetic hyperthyroidism）

低钾型周期性麻痹（hypokalemic periodic paralysis）

心房颤动（atrial fibrillation）

动态心电图（dynamic electrocardiogram）

甲状腺超声（thyroid ultrasound）

甲状腺自身抗体（thyroid autoantibody）

脑钠肽前体（proBNP）

美托洛尔（metoprolol）

甲巯咪唑（methimazole）

氯化钾（potassium chloride）

重点议题 / 提示问题

1. 什么是“淡漠型甲亢”？
2. 什么是“低钾型周期性麻痹”？为何甲亢会引起该并发症？
3. 什么是“心房颤动”？甲亢会引起什么心脏并发症？
4. 什么是“动态心电图、甲状腺超声”检查？有什么意义？
5. 什么是“甲状腺自身抗体、proBNP”检查？有什么意义？
6. “美托洛尔、甲巯咪唑、氯化钾片”的作用是什么？

教师引导

1. 第二幕经由内分泌科医生将检查结果及患者病情进行总体述说和展开，学生能够讨论到甲亢的特殊类型——淡漠型甲亢，以及黄老伯因甲亢引起的一系列并发症（神经－肌肉、心脏）。

2. 对“淡漠型甲亢”“低钾型周期性麻痹”“甲亢性心脏病”“心房颤动”展开讨论。

3. 学生能够讨论宋医生给黄老伯所做的进一步检查，如动态心电图、甲状腺自身抗体、甲状腺超声、proBNP 的意义，结合前面所提供的临床症状，对黄老伯的病情进行进一步深入思考。

4. 甲状腺功能亢进症及其并发症的治疗原则是什么？

四、参考资料

1. 朱大年，王庭槐 . 生理学 . 8 版 . 北京：人民卫生出版社，2013.
2. 葛均波，徐永健 . 内科学 . 8 版 . 北京：人民卫生出版社，2013.

3. 中华医学会内分泌学分会《中国甲状腺疾病诊治指南》编写组 . 中国甲状腺疾病诊治指南－甲状腺功能亢进症 . 中华内科杂志，2007(10)：876–882.

4. Ross DS，Burch HB，Cooper DS，et al. American thyroid association guidelines for diagnosis and management of hyperthyroidism and other causes of thyrotoxicosis . Thyroid，2016，26(10)：1343–1421.

5. 参考网站：https://www.thyroid.org/professionals/

五、PBL 课后学生形成的学习目标

A 组

1. 联系案例，学习甲亢对各系统的影响，重点关注其与低钾型周期性麻痹的关系。
2. 学习淡漠型甲亢的发生机制与鉴别诊断，重点关注老年人多发的原因。
3. 了解案例涉及各项实验室检查的意义。
4. 了解三种药物的药动学、作用机制、适应证及不良反应。
5. 了解急诊室如何提高效率。

B 组

1. 学习甲状腺激素的生成路径、生理功能及调节方式。
2. 学习甲亢的病因、发病机制、临床表现、查体、实验室检查、治疗及预后。
3. 学习淡漠型甲亢与普通甲亢的发病机制区别。
4. 复习低钾型周期性麻痹。
5. 了解各项检查的意义，重点关注肌酸激酶在诊断肌肉损伤中的作用。
6. 了解甲巯咪唑的药理作用机制。

六、PBL 课后学生对案例的反馈

本次案例的讨论并非十分流畅，因为内分泌案例的特殊性，激素牵一发而动全身，知识的串联与发散范围十分广阔，但这也是本案例的魅力所在。案例给的患者症状与检查相对完善，足够讨论者在不断发散与排除中逐渐接近正确答案，训练临床思维的效果相当好。

在经过一段时间的基础学习后，我们发现案例还是缺乏可以鉴别甲状腺原发与非甲状腺原发的信息，而且对于非常重要的甲状腺危象也没有提及。但是结合第一幕直接给出诊断甲亢的检查结果，可以让讨论者在有限的讨论时间里不过于纠结于主要疾病的鉴别，有效引导讨论者在本案例不过于偏离生理基础 - 疾病 - 特殊分型这一主线，可算独具匠心。同样在经过查询前沿研究后，我们发现第二幕重点提出的淡漠型甲亢的病因缺乏基础研究支持，让分享显得稍有缺憾。

在人文方面，本案例再次郑重提出了医患沟通与患者教育这一话题，在内分泌疾病背景下，患者教育显得尤为重要，患者生活习惯的调整对于预后起着近乎决定性的作用，必须始终贯穿本模块学习的始终。

总体而言，本案例是一个十分完善的案例，对于重点的引出显得非常自然的同时，又给出了必要的限制与较大的讨论空间，也十分贴合本模块现阶段的学习，建议维持原版本使用。

（黄梓键　田慧虹　张　军　陈观远）

PBL 案例教师版

冬季里“蒸桑拿”的宝宝

课程名称：机体平衡模块

使用年级：三年级

撰 写 者：王海燕　高分飞

审 查 者：PBL 工作组

汕头大学医学院
ShanTou University Medical College

一、案例设计缘由与目的

（一）涵盖的课程概念

本次课程为“机体平衡”模块中的水、电解质代谢紊乱及酸碱平衡紊乱PBL讨论案例。内容为：① 体液组成及分布；② 体液平衡及调节（以上生理学涉及）；③ 水、钠、钾失调的原因；④ 水、钠、钾失调的临床表现及防治原则；⑤ 酸碱平衡及调节；⑥ 反映酸碱平衡的检测指标及其意义；⑦ 酸碱平衡紊乱的各种类型及临床正确判断酸碱平衡紊乱的方法；⑧ 基本防治原则。

本阶段学生对体液及内环境稳态已进行了初步的学习，体液电解质和酸碱平衡是机体内环境稳定的一个重要方面，水、电解质和酸碱平衡失调是学习的重点，同时也是难点，是临床各科都较常见的基本病理生理过程。许多病因可以引起机体水、电解质和酸碱平衡调节障碍，导致体液内环境稳态破坏，这种平衡紊乱常加重原有病情，使诊断和治疗复杂化，是临床各科常见的重要问题。

通过该案例的讨论，希望学生能够学习水、电解质代谢紊乱及酸碱平衡紊乱基础理论并通过临床诊断正确判断病因及紊乱的类型，为临床各科的正确治疗打下坚实的理论基础。案例中以婴幼儿抚养时常见的“捂闷”现象作为引子，在腹泻脱水的基础上，过度保暖、捂闷过久引起婴儿缺氧、高热、大汗、脱水等症状，从而引导出水、电解质及酸碱平衡失调问题。一方面，希望学生通过该案例的讨论，学习水、电解质代谢紊乱及酸碱平衡紊乱的病因、致病机制、临床表现、预防及治疗原则。另一方面，让学生能够正确判断紊乱的病因及紊乱的类型，为临床各科的正确输液及治疗提供理论依据，同时引发医学生在医学行为、职业素养、人文关怀等方面更深入的思考。

（二）涵盖的学科内容

生理层面　机体水、电解质正常分布和平衡及酸碱平衡的调节。

病理生理层面　水、电解质代谢紊乱及酸碱平衡紊乱的病因、致病机制，血气结果的分析、判断，酸碱平衡紊乱类型的诊断。

内科学层面　水、电解质代谢紊乱及酸碱平衡紊乱的临床表现、预防及治疗。

行为层面　婴儿如何保暖？正确育儿方式是什么？

社会层面　隔代养育有什么优缺点？社区及卫生机构可以为这类人群做些什么？

（三）案例摘要

小东 10 个月断奶，武奶奶帮忙照顾孙子。天冷，孙子着凉感冒，腹泻。武奶奶用棉被给孙子裹了个严实的襁褓，开足暖气。在晴朗的午后，由于被子角盖在脸上，出现呼吸困难、缺氧、大汗、脱水等捂闷综合征表现，急送医院抢救。血气分析与电解质检测异常，诊断为“捂闷综合征”。给予低流量吸氧和补液，好转。

（四）案例关键词

腹泻（diarrhea）
脱水（dehydration）
捂闷综合征（muggy syndrome）
酸碱平衡紊乱（acid base disturbance）
电解质紊乱（electrolyte disturbance）

二、整体案例教学目标

（一）学生应具备的背景知识

本案例在“机体平衡”模块中设置，模块整合了泌尿系统和内分泌系统的生理、病理生理、病理学、药理学、内科学等内容。在学习本案例前，在本模块中应先学习和了解水、电解质正常分布及其平衡的调节，以及酸碱平衡及其调节等病理生理学有关章节的知识内容，通过本案例的讨论，进一步学习水、电解质代谢紊乱和酸碱平衡紊乱的病理生理学知识，使学生再次加强理解相关的病理生理学知识，以及这些知识在临床上的应用。

（二）学习议题或目标

1. 群体－社区－制度（population，P）

健康育儿的社会问题——隔代养育有什么优缺点？如何改变错误的育儿方式？社区及卫生机构可以为这类人群做些什么？

2. 行为－习惯－伦理（behavior，B）

婴儿的合理保暖，正确育儿方式。

3. 生命－自然－科学（life science，L）

（1）列举成人体液电解质在体内的正常分布情况及调节因素、婴幼儿体液分布及调节的特点。

（2）阐述脱水的类型、它们之间的异同。

（3）解释各类电解质紊乱的原因及对机体的影响。

（4）反映酸碱平衡的检测指标及其意义有哪些？

（5）列举酸碱平衡紊乱的各种类型。

（6）怎样正确判断酸碱平衡紊乱的类型？

（7）水、电解质平衡紊乱和酸碱失衡的治疗原则是什么？

三、整体案例的教师指引

1. 本案例内容涵盖知识比较多，学习难度较大，水、电解质代谢紊乱及酸碱平衡紊乱常相互影响，使得病情更加复杂。需要学生根据案例提供的信息全面综合考虑。电解质的紊乱尤其是钾的紊乱对心肌和骨骼肌电生理的影响有矛盾之处，学生可能不能清楚地理解与掌握，教师可适时提醒，引导学生明白不同现象有不同的理论解释。

2. 让学生对监护人的一些日常行为进行思考。由此引导学生重视加强对一些常见疾病的基本防治方法，以及正确生活方式的认知。

3. 鼓励学生对医学行为、道德与职业素养、人文关怀等方面的思考。

第一幕

武奶奶的儿子和媳妇在外地打工，年初第一个孙子小东出生了。武奶奶安置好自家的家务事就去帮忙。小东 10 个月大了，仍是母乳喂养，也能吃些辅食了。

最近媳妇忙生意，给 10 个月大的小东断了母乳，改吃配方牛奶。许是天气降温，加之转换了食物，小东流起了清鼻涕，不时咳嗽几声。半天后小东闹起了肚子，排蛋花样便，量很多，半天排了 10 来次，小便减少，还有点低热。武奶奶觉得小东着凉了，给小东加了一层夹棉衣，又用棉被包得严严实实，开足了屋内的暖气。奶奶照顾小东吃过牛奶后，小东暂时没有再排便，裹得严严实实地睡着了。小东拉了十几次，尿布都没有干净的了，奶奶抓紧时间洗晾尿布。半小时后，奶奶过去看看小东捂汗后退热了没有，却发现被子角盖在了小东脸上，被子里的小东呼吸急促，满头大汗，热没有退，人反而是热腾腾的，两眼直往上翻。奶奶抱起小东就往医院跑，医院离家不远，奶奶冲进急诊室哭求医生救救孩子，说小东的父母出门上班，真出了事怎么向孩子父母交代。急诊医生接过孩子，发现小东被棉被紧紧裹着。大夫一边解包裹给孩子散热，一边批评武奶奶怎能给孩子捂这么紧。

体格检查见小东嘴边还有呕吐的牛奶。体温 39 ℃，呼吸 45 次 / 分。意识模糊、烦躁，大汗淋漓，面色苍白。前囟凹陷，眼窝凹陷，口唇青紫。听诊心率 140 次 / 分，心音低钝。肠鸣音减弱。

关键词

断奶（weaning）

腹泻（diarrhea）

捂闷（muggy）

气促（tachypnea）

发绀（cyanosis）

前囟凹陷（sunken anterior fontanel）

心音低钝（low heart sounds）

重点议题 / 提示问题

1. 什么是脱水？引起脱水的病因有哪些？脱水的类型有哪些？它们有哪些异同？

2. 什么是捂闷综合征？

3. 传统育儿方式的优缺点是什么？

教师引导

1. 小东眼窝凹陷、前囟凹陷、少尿说明其存在什么情况?

2. 小东意识模糊、口唇青紫说明其存在什么情况? 对机体内环境稳态有什么影响?

3. 婴幼儿体液代谢有什么特点?

4. 婴儿裹襁褓是否合理? 婴儿保暖要注意什么? 为什么?

5. 你觉得小东可能发生了什么问题? 接下来打算给小东做哪些检查以证实猜测?

6. 正确育儿知识有哪些? 隔代养育有什么优缺点? 传统与现代育儿方式有何不同? 优缺点分别是什么?

7. 本案例以水、电解质紊乱和酸碱失衡为主要学习目标，不必深入讨论学习情景中引起小儿腹泻的原因和机制。

第二幕

医护人员迅速展开抢救，清理婴儿口腔中的残奶，予以低流量鼻饲吸氧，建立静脉通道，生理盐水扩容。查血常规和粪便常规，抽动脉血作血气分析和电解质检测。

血常规检查外周血白细胞计数升高；粪便镜检未见白细胞，轮状病毒阳性。

血气分析结果如下：

1. 酸碱度（pH）：7.12
2. 二氧化碳分压（PCO_2）：66 mmHg
3. 氧分压（PO_2）：58 mmHg
4. 氧饱和度（SO_2）：82%
5. 标准碳酸氢盐（SB）：16.8 mmol/L
6. 实际碳酸氢盐（AB）：18.6 mmol/L

7. 碱剩余（BE）：−8.1 mmol/L

血电解质检测结果如下：

1. $[K^+]$：3.0 mmol/L

2. $[Na^+]$：138.8 mmol/L

3. $[Cl^-]$：100.6 mmol/L

4. $[Ca^{2+}]$：2.1 mmol/L

5. $[Mg^{2+}]$：0.65 mmol/L

医生继续给予小东补液治疗纠正内环境紊乱。医生边紧急处理边安慰武奶奶，告诉她婴儿腹泻容易脱水，皮肤菲薄易吸收热量，过度捂闷有风险，万一衣被遮住口鼻则更加危险。好在发现及时，不然可能就真的酿成大祸了，以后照顾孩子要多注意些。

经过治疗，小东呼吸逐渐平稳，口周青紫消失，排尿正常。再次抽血进行血气及电解质检测，结果显示：pH 7.44，$PaCO_2$ 33 mmHg，PaO_2 95 mmHg，SO_2 98%，AB 23 mmol/L，$[K^+]$ 3.8 mmol/L。小东父母闻讯赶来，孩子已经睁开眼睛四处看，小东妈不禁松了一口气。

关键词

吸氧（oxygen inhalation）

血气分析（blood gas analysis）

血电解质（serum electrolyte）

重点议题 / 提示问题

1. 反映酸碱平衡的检测指标及其意义是什么？各类型酸碱平衡紊乱及其正确判断方法是什么？如何正确分析血气检测报告？有哪几步？如何分析混合型酸碱平衡？

2. 机体酸碱物质的来源及平衡的调节有哪些？

3. 酸碱平衡紊乱的治疗原则是什么？应采取哪些治疗措施？

4. 腹泻引起的脱水常伴有哪些电解质紊乱和酸碱紊乱？电解质紊乱的原因是什么？电解质紊乱会给机体带来哪些病理生理影响？

5. 电解质紊乱与酸碱平衡紊乱之间的相互作用是怎样的？

6. 电解质紊乱如低钾血症的治疗原则是什么？

教师引导

1. 为什么要采用低流量吸氧？可以用高流量吸氧吗？为什么？需不需要上呼吸机？

2. 血常规白细胞升高的原因是什么？小东体温升高的原因是什么？

3. 血气分析为什么是采动脉血？小东的血气检测报告说明是哪种酸碱紊乱类型？存不存在混合型酸碱平衡？理由是什么？如何正确分析血气检测报告？

4. 在血气分析报告中哪些指标可以反映急性呼吸性酸中毒与慢性呼吸性酸中毒？其机制是什么？

5. 电解质紊乱与酸碱平衡紊乱之间会有什么相互影响？

6. 治疗脱水时的电解质紊乱要注意什么？

7. 如何改变老人的养儿错误观念？社区及卫生机构可以为这类人群做些什么？

8. 本案例不必深入讨论学习情景中涉及的小儿腹泻的检查和诊断。

四、参考资料

1. 王庭槐．生理学．3 版．北京：人民卫生出版社，2013.

2. 王建枝，钱睿哲．病理生理学．3 版．北京：人民卫生出版社，2015.

3. 唐朝枢．病理生理学．3 版．北京：北京大学医学出版社，2009.

五、PBL带教前会议记录

参加者：案例撰写者，带教教师

案例名称：冬季里“蒸桑拿”的宝宝

会议内容

（一）主要议题（如：案例文化背景，需要注意的问题，针对学生特点需要重点做哪些引导等）

本案例主要以老人看护婴儿过程中常见的过度保暖出汗和缺氧引发的婴儿脱水作为引子，在腹泻脱水的基础上，过度保暖、捂闷过久引起婴儿缺氧、高热、大汗、脱水等症状，从而引导出水、电解质及酸碱平衡失调问题。

该阶段学生已经学习过体液组成及分布特点和体液平衡及调节（以上生理学涉及），酸碱平衡的常用指标也学习过。通过该案例的讨论，希望学生能够学习水、电解质代谢紊乱及酸碱平衡紊乱基础理论，并通过临床诊断学习正确判断病因及紊乱的类型，为临床各科的体液紊乱的正确治疗打下坚实的理论基础。同时引发医学生在医学行为、职业素养、人文关怀等方面更深入的思考。

（二）案例重点问题（如：主要学习目标，如何达成，遇到困难的处理预案）

通过讨论提出，对案例中白细胞计数明显增高这一点怕会误导学生将重点之一放在感染方面，不如案例第二幕直接给出医院初步诊断，避免学生讨论偏题。

本案例以水、电解质紊乱和酸碱失衡为主要学习目标，不必深入讨论学习情景中引起小儿腹泻的原因和机制。

（三）其他

案例比较长，信息量大，尤其第一幕，教师注意在学生讨论中引导学生要全方位讨论，不要以偏概全。

六、PBL带教后会议记录

参加者：案例撰写者，带教教师

案例名称：冬季里“蒸桑拿”的宝宝

会议内容

（一）案例使用反馈

1. 案例优点

（1）案例以婴幼儿抚养时最常见的“捂闷”现象为引子，引导学生学习脱水、电解质代谢紊乱及酸碱失衡的相关知识，案例非常实用，也具有普遍性，能够很好地激发学生的讨论兴趣。

（2）案例涵盖信息多，有助于学生把多门学科、多个章节的内容融会贯通。

2. 案例存在问题（医学专业问题、文字表达，从学生的视角出发存在的问题）

（1）学生在分享的时候，没有以脱水、电解质紊乱、酸碱失衡为主线梳理相关的知识，而是习惯性地以案例中出现的症状及实验室的异常检查结果为中心进行归纳学习。

（2）案例中婴儿体温 39 ℃，血常规检查外周血白细胞计数明显增高，这些信息容易误导学生纠结于婴儿是否存在感染的讨论中。

（3）P、B 层面的讨论，学生习惯放置于第二幕的最后，因此第一幕的讨论内容偏少。

3. 意见或修改建议

（1）将“血常规检查外周血白细胞计数明显增高”改为“血常规检查外周血白细胞计数稍高”或给出稍高的具体数值及参考值。

（2）经过治疗后复查的电解质未体现 [Ca^{2+}] 和 [Mg^{2+}] 的检查结果。

（3）建议将这个案例安排在本学期末，这样学生学习了调节水、电解质、酸碱平衡各个相关章节后才能更有效地运用、内化相关的知识。

（二）学习目标完成情况

1. 反映酸碱平衡的检测指标及意义、血气分析报告的分析步骤内化得很好。

2. 电解质平衡及酸碱平衡紊乱相互作用的学习目标未很好地达成。

3. “捂闷综合征”找不到可以学习的权威资料。

（三）学生表现

1. 第一幕讨论进展非常顺利，每位学生都积极参与，得出了水、电解质、酸碱平衡紊乱相关的学习目标及血气检测报告分析步骤等学习目标；对于“捂闷综合征”，学生没有概念，直到教师直接引导其作为一个学习内容。

2. 第二幕的讨论进展超出预想情况，学生以病例为中心，讨论的内容更多局限于案例中异常的生化指标，如 [Ca^{2+}] 和 [Mg^{2+}] 紊乱原因的探讨，而对于其他正常的检测结果如 [K^+] 和 [Na^+]、酸碱平衡的调节等未作充分的讨论，后几经教师的引导才稍微涉及此内容。两个组的学生均反映，这个案例针对水、电解质、酸碱平衡进行学习，实际上所涉及的内容非常多，需要查找的资料较多（生理、病理生理、儿科），学习目标看起来是期末总复习，知识的运用超出他们目前的能力，因为肾对酸碱平衡的调节尚未学到，他们无法自如地分析电解质紊乱与酸碱平衡紊乱之间的相互影响，建议这个案例的学习时间安排延后。

3. 学生对于人文方面的讨论热情下降，对列出的相关目标未进行深入讨论。

七、PBL 课后学生形成的学习目标

A 组

1. 学习婴儿体温调节的病理生理知识。
2. 学习腹泻、大汗淋漓、缺氧对（婴儿）电解质平衡及酸碱平衡的影响。
3. 解释该案例中婴儿发病过程中涉及的机制、症状及治疗。
4. 学习血气分析和电解质检测各项目的临床意义。
5. 了解婴儿体格检查各项目的正常数值。
6. 了解新生儿营养供给（母乳、辅食）及神经系统的发育。
7. 了解婴儿吸氧的适应证。
8. 了解婴儿保健知识及常见误区。

B 组

1. 结合婴儿的症状，学习水、电解质与酸碱平衡的生理、病理生理过程及内在联系。
2. 学习血气分析、血电解质检查相关知识点并解释该婴儿的病情发展阶段。
3. 了解停止母乳哺育的最佳时间。
4. 了解婴儿体温调节中枢的发育进程。
5. 了解婴儿囟门闭合的时间。
6. 复习发热与过热的区别。

八、PBL 课后学生对案例的反馈

本案例主要以婴幼儿保健的相关内容为引子，延伸出机体平衡中的水电解质平衡、酸碱平衡等问题。第一幕中，案例开篇就交代了小主人公的生活背景，紧接着由一场着凉为开始描述了小主人公奶奶对其的照料过程，继而发展到了大汗、发绀、呼吸急促、两眼上翻的紧急情况。整个过程描述得生动形象且极尽详细，可供同学们讨论的范围十

分广泛。同时案例中小主人公奶奶照料小主人公出现问题的现象与生活极为贴近，且文中所用的语言朴实易懂，这些均能使大家对本案例产生浓厚的兴趣。

依照案例剧情的发展，第二幕接着孩子的就医，叙述了医生的诊疗过程。此部分的描述也十分详尽而直白，且有利于同学们临床思维的培养——比如同学们思考了医生对该婴儿的紧急处理顺序是否正确。第二幕中提供了血气分析、电解质检测等检查结果，给予了同学们充分的证据，佐证大家在第一幕中的种种联想与推测。但由于同学们基础知识掌握得不扎实，未能深入讨论本案例的重点——缺氧、体液丢失所引起的酸碱失衡及电解质失衡，但仍能在总结学习目标时将其列为重点学习目标。

整体而言，本案例能将机体平衡模块中的电解质平衡、酸碱平衡及其他零散知识较好地整合起来，且叙述风格偏向直白，给予了大量的细节，有利于同学们讨论的顺利进行。但本案例不适合作为新学期的第一次案例，因为其覆盖的知识点太多，难以在不足一周时间内完全掌握。这就造成了在没有扎实的基础知识的情况下，课上难以进行有效且有深度的讨论，分享时难以形成完整的构架，课下也难以系统地进行详尽的总结。

（张品哲　何日华　江诗妍　徐　佳）

PBL 案例教师版

潜藏的泡沫

课程名称：机体平衡模块

使用年级：三年级

撰 写 者：彭炎强　吕立强

审 查 者：PBL 工作组

汕头大学医学院

ShanTou University Medical College

一、案例设计缘由与目的

（一）涵盖的课程概念

本次课程为“机体平衡”模块中的慢性肾病 PBL 讨论案例，内容为“IgA 肾病源性慢性肾病”。本阶段学生对慢性肾病总论已有一定了解，是对 IgA 肾病所致慢性肾病的各论的进一步学习。通过该案例的讨论，希望学生能够更深刻地理解认识慢性肾病，为进一步掌握“机体平衡”模块提供帮助。案例中以常见现象“感冒”作为引子，患者由于忽视无症状的蛋白尿，一步步地发展至慢性肾病。一方面，希望学生通过该案例的 PBL 讨论，学习慢性肾病早期常见的尿检异常及潜藏的危险，重点掌握慢性肾病的病因、发生发展、诊断、临床表现及治疗。另一方面，由于早期慢性肾病常常隐蔽、不易被重视，因而导致疾病不能早发现、早治疗，本案例设置的情景突出了患者忽视早期病情变化的过程。从此案例的学习中，学生可重点讨论疾病早期的常见临床表现（如反复发作的泡沫尿、眼睑或肢体水肿）及异常指标（重点如尿检的异常），并引发医学生在医学行为、道德与职业素养、人文关怀等方面更深入的思考，避免因忽略细微的病变而错过最佳的防治时机。

（二）涵盖的学科内容

生理层面　肾组织的正常生理作用有哪些？出现蛋白尿的病理生理过程是什么？

病理层面　肾出现损伤后可出现哪些病理改变？肾病理活检对疾病诊断的帮助及治疗方案制订的意义有哪些？

免疫层面　IgA 肾病具体如何导致肾损害、出现尿蛋白及潜血阳性？免疫机制对于药物治疗的意义是什么？

药理层面　糖皮质激素是什么？免疫抑制剂包括哪些分类？药理机制及作用分别是什么？ ACEI 和 ARB 类药物降低蛋白尿的机制是什么？

行为层面　如何看待患者置蛋白尿异常而长时间不理，以至于出现看得见的泡沫尿才开始重视病情？面对患者对病情的疑问，医生该如何处置？

社会层面　住院期间发现了尿检异常，医生应当如何与患者沟通？医院应当如何建立有效的疾病防治措施，帮助患者提高慢性肾病的早期检出率并有效地防止疾病的进展？

（三）案例摘要

此案例根据临床真实病例改编，描述的是青年电工由“尿检异常”开始，因忽视自身病情变化，一步步进展到“眼睑水肿”及“肌酐升高”——慢性肾病。住院期间经过逐步检查明确诊断，并确定病因，定下最终的诊治方案。

（四）案例关键词

无症状性蛋白尿（asymptomatic proteinuria）
血尿（hematuresis）
水肿（edema）
肾功能不全（renal insufficiency）
慢性肾病（chronic kidney disease, CKD）
慢性肾小球肾炎（chronic glomerulonephritis）
IgA 肾病（IgA nephropathy）
24 小时尿蛋白定量（24-hour urine protein）
泼尼松（prednisone）
硫唑嘌呤（azathioprine）

二、整体案例教学目标

（一）学生应具备的背景知识

学生已学习了“机体平衡”课程中泌尿系统疾病总论及各论中的慢性肾病、肾小球肾炎、IgA 肾病的知识，对肾病的解剖结构、病理生理、致病机制、免疫机制等已有一定的知识积累。同时学习过慢性肾病各论，对疾病的定义、分期、临床表现、诊断、治疗等理论知识均有一定的掌握。另外，学生学习过药理学，有一定药理基础知识，对激素、免疫抑制剂及降压药等药物有一定的掌握。

（二）学习议题或目标

1. 群体 – 社区 – 制度（population，P）

医院内人群（患者，医护人员，访客等）应该注意什么表现并采取哪些手段，以早期发现疾病可能的异常（症状体征及检查指标），达到预防慢性肾病发生的目标？

2. 行为 – 习惯 – 伦理（behavior，B）

（1）医护人员如何应用简单的检查发现肾病早期的异常表现？

（2）医护人员如何指导并规范患者的生活行为来防止慢性肾病的发生？

（3）引导学生重视加强对一些常见疾病的基本防治方法，以及正确生活方式的认知。

3. 生命 – 自然 – 科学（life science，L）

（1）列举导致慢性肾病常见的病因以及早期异常表现、定期检测指标以及预防方法。

（2）描述慢性肾病的临床表现、诊断、防治原则。

（3）列举慢性肾病的常见病因及发病诱因。

（4）描述慢性肾病的发生发展、分期表现、监测指标及防治方法。

（5）定义 IgA 肾病，描述其发生发展和早期表现，以及最终导致慢性肾病的过程，列举常用的诊断及监测手段，论述其诊断与防治。

（6）描述慢性肾病的分期各阶段临床表现和治疗方法，论述肾穿刺活检术的应用注意事项，阐述病理分型与治疗方案确定的联系。

三、整体案例的教师指引

1. 本案例内容涵盖的知识点比较多，包括无症状性蛋白尿、肾炎综合征、IgA 肾病、慢性肾病等。需要学生根据案例的发展逐一分析。无症状性蛋白尿是肾病的常见早期表现，本案例患者由于早期的不重视一步步进展到慢性肾病的临床症状明显阶段，学生容易忽略全局，只关注到临床症状明显的表现，教师可适时提醒以联系细微的改变，使医学生可整体分析疾病。可问学生为何常以尿常规检查来筛查肾病、尿检的异常又可提示什么问题，以此类问题来引导学生全面考虑。

2. 让学生对患者的一些日常行为进行梳理，并进行思考。由此引导学生重视加强对一些常见疾病的基本防治方法，以及正确生活方式的认知。

3. 让学生讨论“尿检异常”到“泡沫尿”“眼睑水肿”等相互间的联系及代表的意义。学生在疾病症状显著时期诊断疾病并不困难，但对于早期发现疾病、对不明显的异常在疾病防治中的意义却不明确。患者初次发现尿检异常是在其他原因的住院期间，而均未重视在多次的“感冒”后出现泡沫尿现象，其中应引发学生的思考，鼓励学生延伸到患者的行为层面、医院医务人员的行为等方面的讨论。

4. 鼓励学生对医生行为的讨论，引发对医学生规范医学行为、道德与职业素养、人文关怀等方面的思考。

第一幕

30 岁出头的吴大明是名电工，平时手脚勤快，很能吃苦。偶尔有个感冒发热他也不在意，扛一扛也就过去了。3 年前，大明得了一次重感冒，发热得厉害，又是鼻塞、流涕，又是头痛、肌肉酸麻的，打不起精神来。只好到市医院的门诊，抽血、开药，治了一个多星期才慢慢好起来。但他尿常规检查发现有尿蛋白，医生叮嘱他说要注意休息，不要太劳累，感冒好了后也要定期复查。

大明并没有把医生的话放在心上，这次感冒好了后，身体也没有什么不舒服，他就把定期复查的事情忘到脑后去了。一次偶然机会，他听说有肾病的人，小便里经常会出现很多泡沫，于是就留意了下。他发现自己每次感冒后，小便里真的多了很多泡泡，有时甚至尿色都有点泛红，但两三天后就自动消失了。回想起以前医生的叮嘱，大明心里开始惴惴不安起来。但因为赶工程，大明日夜加班，就没有去医院。这样又过了一个多月，他渐渐感觉体力不支，小便里泡沫更多了。这天早晨起床后，他两只眼皮都肿起来了，大明不敢再耽搁，立马赶到医院。

医生对大明的病程及既往病史进行了详尽询问，又给他做了仔细检查。大明体检结果如下：血压 166/96 mmHg。眼睑水肿。双侧扁桃体Ⅱ度肿大，表面充血。双肺呼吸音清，双肺未闻及明显干湿啰音。心率 82 次 / 分，心律齐，各瓣膜区未闻及明显杂音。腹软，无压痛、反跳痛，双肾区无叩击痛，双下肢无水肿。

实验室检查发现：

（1）尿常规：尿隐血 +++，尿蛋白 +++；肝肾功能：葡萄糖 8.29 mmol/L，白蛋白 42.8 g/L，总胆固醇 8.32 mmol/L，三酰甘油 7.86 mmol/L，肌酐 199 μmol/L。

（2）B 超：双肾实质弥漫性改变，请结合临床。

（3）胸片：心、肺、膈未见明显异常。

关键词

无症状性蛋白尿

血尿

水肿

肾功能不全

重点议题 / 提示问题

1. 什么是无症状性蛋白尿？蛋白尿可能的病因是什么？无症状性蛋白尿该如何处理？

2. 什么是血尿？血尿的可能病因是什么？

3. “感冒”与尿检异常是否有联系？

4. 慢性肾病的定义是什么？本案例中肾功能不全的可能原因是什么？

5. 为了查明肾功能不全的病因，该如何进一步排查？

教师引导

1. 本案例第一幕出现的症状与体征线索比较多，涉及的专业概念也较多（如无症状性蛋白尿、血尿、肾炎综合征等），有些概念的细微差别有混淆的可能。学生容易对具体症状定性不清，对于症状递进变化的因果 / 逻辑衔接不能联系起来。可引导学生列出和梳理症状和体征，并对各个具体症状的区分加以引导，全面分析，将可能的症状和体征间的相互联系挂钩，对具体需要进一步注意及完善的检查加以思考，尤其将“感冒”与“蛋白尿”“肌酐升高”等联系起来。

2. 让学生关注案例中一些检查，例如怎样界定尿潜血、尿蛋白阳性的意义是什么、还可以做什么检查。

3. 让学生罗列患者病程中出现的异常表现，并进行思考，于哪一时间段可能已经出现肾功能的损害，于此过程中应当如何注意并防范病情进展。由此引导学生重视加强对慢性肾病的认识，并拓展对该疾病的基本防治方法，以及正确生活方式的认知。

第二幕

医生考虑慢性肾病，将大明收入院做进一步检查。大明入院后查 24 小时尿蛋白定量，结果为 1.54 g。给予硝苯地平控释片降血压、缬沙坦减少尿蛋白、头孢克洛抗感染治疗，行超声引导下肾穿刺活检术。

做完肾活检后，吴大明发现几次尿都是淡红色的，他焦虑地问医生："我的尿液有血了，是不是病重了，肾要坏掉了？"医生向吴大明做了耐心解释："穿刺会导致细微损伤，术后会有尿潜血，甚至肉眼血尿，但很快会消失。"医生嘱咐大明多饮水，同时给他加用静脉止血药。血尿的症状很快消失了。3 天后，肾病理检查结果出来了（图 1）。

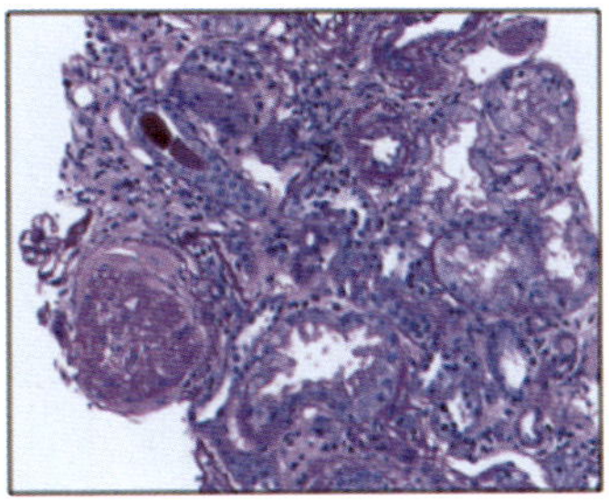

· PAS 染色

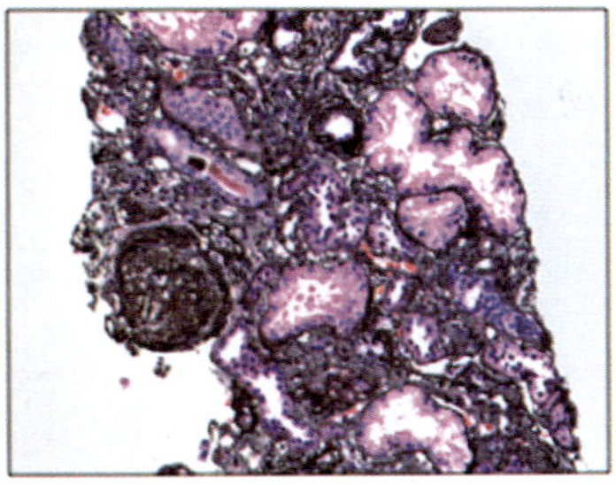

· PASM1 染色

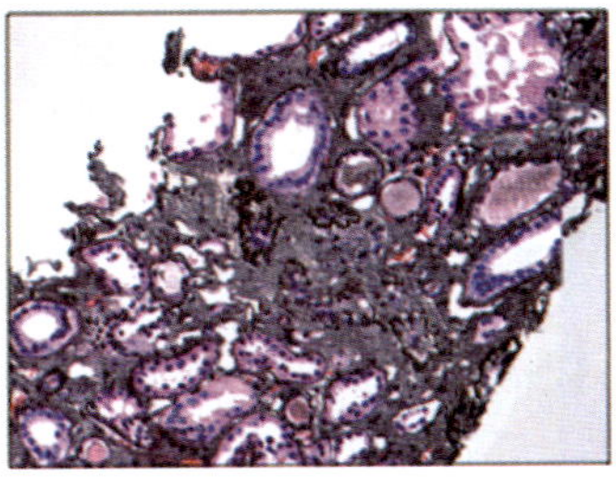

· PASM2 染色

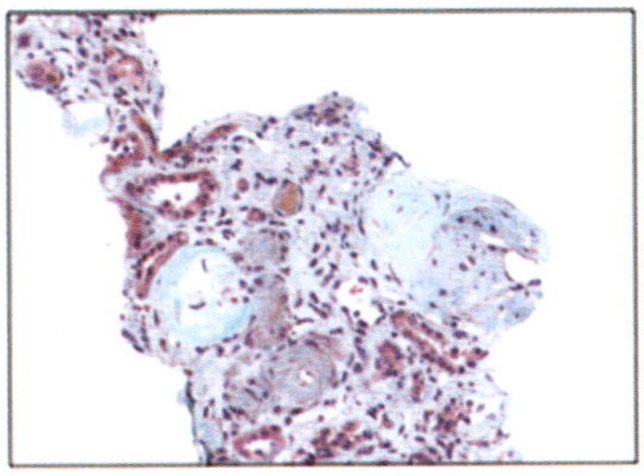

· Masson 染色

图 1　肾病理检查结果

报告提示 IgA 肾病，病变特征符合增生硬化型 IgA 肾病［相当于 Lee 分级 V 级；其他病变特征示：6 个肾小球球性硬化（6/7），重度（60%）慢性肾小管－间质损伤］。最后确诊为增生硬化型 IgA 肾病。医生给大明制订了治疗方案：

小剂量泼尼松联合硫唑嘌呤，同时予硝苯地平控释片、缬沙坦、百令胶囊治疗。

医生嘱咐大明要控制饮食，减少钠盐摄入，摄食以鸡蛋、鱼、肉类等优质蛋白为主，同时也要控制蛋白摄入量，需定期返门诊复查尿常规及尿蛋白定量、肾功能检查，并调整激素及免疫抑制剂用药。

关键词

慢性肾病

慢性肾小球肾炎

IgA 肾病

尿蛋白定量

泼尼松

硫唑嘌呤

重点议题 / 提示问题

1. 什么是慢性肾病？如何诊断？引发该病的原发疾病有哪些？治疗原则是什么？

2. 慢性肾小球肾炎的分类是什么？依据哪些临床表现及辅助检查来相互鉴别？各自的治疗原则有何差别？

3. IgA 肾病可以有哪些临床表现？要如何诊断？

4. 尿常规及尿蛋白定量对 IgA 肾病治疗疗效的意义是什么？

5. 哪一些人群应该警惕慢性肾病？

6. 对于慢性肾病的分期及管理是怎样的？

教师引导

1. 在第二幕，学生可对慢性肾病做出诊断，可讨论符合诊断的表现及目前分期，同时也可对所致的原因进行剖析，引导学生与第一幕的早期临床表现串联起来。分析“感冒”与“蛋白尿”对本疾病的提示，并讨论在现在时段应对患者的疾病做何等防范及处理。

2. 引导学生比较“尿蛋白阳性”与“尿蛋白定量”的区别，定性与定量对于本疾病的意义有何不同，疾病过程中又当如何灵活应用两种不同的检查，并让学生思考还有什么检查可以帮助诊断及鉴别疾病。

3. 本案例的病因归类为 IgA 肾病，学生可通过资料的查找获取相关信息，对 IgA 肾病详细地认识了解，通过教师引导，联系第一幕的表现做进一步的分析。

4. 注意引导学生通过病理结果的分析，理解病理分型对于制订进一步的治疗方案的帮助。

5. 肾穿刺活检作为肾病诊断的重要手段，其应用的适应证与禁忌证有哪些？术前术后又当注意什么？可引导学生查阅相关文献及资料进行思考，做适当的讨论。

6. 对于慢性肾病，在制订治疗方案前，除了确定诊断，还当对疾病做分期，引导学生掌握慢性肾病的分期以及不同病因，深刻认识不同分期病因的治疗方案有何异同。

7. 引导学生在明确诊断并定下治疗方案后，应当如何随访，如何评估病情，患者在接下来的治疗中应当注意什么，又应当如何跟进治疗。

四、参考资料

1. 石玉秀 . 组织学与胚胎学 . 3 版 . 北京：高等教育出版社 ，2018.

2. 葛均波 ，徐永健 . 内科学 . 8 版 . 北京：人民卫生出版社 ，2013.

五、PBL 带教前会议记录

参加者：模块负责人，带教教师

案例名称：潜藏的泡沫

会议内容

（一）主要议题（如：案例文化背景，需要注意的问题，针对学生特点需要重点做哪些引导等）

本案例主要以感冒后引发肾病变为引子，着重讨论慢性肾病。患者是感冒后发现蛋白尿，注意引导学生关注该病的病因、病变过程及防治等方面的讨论。

本次参加讨论的学生已经学习了“机体平衡”课程中泌尿系统疾病总论及各论中的慢性肾病、肾小球肾炎、IgA 肾病的知识，对肾病的病理生理、解剖结构、致病机制、免疫机制等已有一定的知识积累。同时学习过慢性肾病各论，对疾病的定义、分期、临床表现、诊断、治疗等理论知识均有一定的掌握。另外，学生学习过药理学，有一定药理基础知识，对激素、免疫抑制剂及降压药等药物有一定程度的掌握。

（二）案例重点问题（如：主要学习目标，如何达成，遇到困难的处理预案）

一方面，希望学生通过该案例的 PBL 讨论，学习慢性肾病早期常见的尿检异常及潜藏的危险，重点掌握慢性肾病的病因、发生发展、诊断、临床表现及治疗。另一方面，由于早期慢性肾病常常隐蔽、不易被重视，因而导致疾病不能早发现、早治疗，本案例设置的情景突出了患者忽视早期病情变化的过程。

（三）其他

案例比较长，信息量大，尤其第一幕，教师注意在学生讨论中引导学生要全方位讨论，不要以偏概全。

六、PBL 带教后会议记录

参加者：模块负责人，带教教师

案例名称：潜藏的泡沫

会议内容

（一）案例使用反馈

1. 案例优点

（1）整体讨论进程比较顺利，能完成目标与相关议题；总体讨论过程事实 – 问题 – 假设 – 目标环节还比较流畅。

（2）案例涵盖知识多，诊断放在后面，能较好地激发思维。

（3）案例没有太大的问题，信息量多，能够激发讨论兴趣。

2. 案例存在的问题（医学专业问题、文字表达，从学生的视角出发存在的问题）

（1）学生在第一幕较难发散，本案例较偏临床，背景知识有限，讨论较局限。

（2）无症状性蛋白尿、慢性肾病等概念学生有所涉及，但较难列为学习目标，学生根据自己的假说和理解来解释，未深入讨论，由教师引导后列出相关学习目标。

（3）P、B层面有讨论也有关注，但认为是L基础上进行学习的目标，没有专门列出。

3. 意见或修改建议

（1）涉及病理结果的案例，建议将电子版发给学生，纸质打印的确实无法得出任何结论；相关病理知识没有学习过，建议此案例推后学习。

（2）本案例很真实，但治疗方案列举了太多药物名称，不是本次学习目标，建议将该部分模糊化处理，尤其是“百令胶囊”等中成药。

（3）案例中没有给出尿量、尿糖及患者的身高、体重等相关重要信息；肌酐清除率在本案例讨论中也是重要的指标，但没有在案例中提及。

（4）主动学习班PBL课程及理论课的时间、内容等的安排情况，应在时间上更紧密，或者由案例撰写者针对案例进行相应的讲解和分析。

（二）学习目标完成情况

1. 第二幕诊断明确，学生均能围绕IgA肾病展开讨论，并对慢性肾病进行分析。

2. 学生分享能完成学习目标，讨论过程中基本脱稿展示。

3. P、B部分内容有所讨论，但未形成学习目标。

（三）学生表现

1. 第二幕讨论进程相对第一幕比较流畅，目标均能达到，完成目标时间恰好。

2. 在本次分享讨论前，学生平均学习时间8 ~ 10小时。

3. 整体讨论过程流畅，讨论气氛比较热烈，顺利完成目标。每位学生均能积极参与，分享及板书能脱稿，涉及肾病发病原理的学习能绘图与讲解相结合，并能紧密联系病例。

4. 部分学生反映现阶段第一幕案例头脑风暴部分较难展开，思考有时会陷入僵局；建议学生与教师对原因与解决办法进行反思。

5. 资料准备充分，能脱稿并修正其他组员的分享。

七、PBL课后学生形成的学习目标

A组

第一幕

1. 学习无症状性蛋白尿和血尿的病因、检查及治疗。

2. 学习慢性肾小球肾炎的病因、病理变化、临床表现、检查和治疗。

3. 了解三大代谢与肾的相互影响，探究案例中患者的“三高”与肾小球疾病的关系。

4. 了解早期肾损害的防治措施。

5. 了解血液透析的指征。

第二幕

1. 学习 IgA 肾病的发病机制、临床表现和治疗。

2. 学习硝苯地平、缬沙坦、头孢克洛、泼尼松、硫唑嘌呤的作用机制、适应证和禁忌证。

3. 了解使用静脉止血药时嘱患者多饮水的原因。

4. 了解 IgA 肾病的病理特征，学习辨认案例中的病理结果。

5. 了解尿蛋白定性及 24 小时尿蛋白定量的临床意义。

6. 了解肾穿刺活检的指征、注意事项、预防并发症的处理。

B 组

第一幕

1. 学习急、慢性肾炎的鉴别。

2. 了解 B 超双肾实质性弥漫性改变的临床意义。

3. 了解高血脂、高血糖、高血压与肾病的联系。

第二幕

1. 学习 IgA 型肾病的流行病学、发病因素及诱因、病理改变、临床症状、治疗与预后。

2. 学习硝苯地平、缬沙坦、头孢克洛、泼尼松、硫唑嘌呤的药效学、药动学、临床应用、不良反应。

3. 学习肾活检的指征、适应证、禁忌证。

4. 学习 PAS、PASM1、PASM2、Masson 染色实验原理及相关病理结果。

5. 了解尿蛋白、24 小时尿蛋白定量的区别。

6. 了解优质蛋白质摄入量对机体的影响。

八、PBL 课后学生对案例的反馈

本案例逻辑清晰，整个发病过程叙述完整清晰，有很强的故事性。以两次就诊经历及中间出现的泡沫尿、血尿为骨架，提供大量症状、体征和检查结果，充分表现了患者前后病情的变化，清晰地展现出IgA肾病的病程进展情况。同时案例以IgA肾病为引子，带动我们发散性地学习、讨论各类肾病，包括慢性肾小球肾炎、肾功能不全和慢性间质性肾炎等。案例中肾病与代谢、水电解质平衡息息相关，有助于同学们带着问题对“机体平衡”模块温故而知新。另外，泡沫尿这一症状贴近生活，极大地激发了学生的兴趣，提示人们要关注这一症状，警惕肾病。

当然案例中也有不足的地方。检查中缺乏身高、体重、尿量和3年后就诊时的尿糖情况，导致难以从症状入手判断肾小管损伤以及糖代谢、脂代谢与肾病的因果联系。

在第一次讨论中，由于我们对泌尿系统的病理生理、病理的知识储备不够，讨论的深度有限。整个案例缺乏对群体卫生 (population) 和个人行为 (behavior) 在健康中的作用的讨论，一是案例中的医生在与患者沟通方面做得较好，人文话题较少；二是近两年的PBL训练让我们多次讨论医患沟通问题，对此变得不那么敏感。

在内容方面，本案例紧紧贴合“机体平衡”模块，从病理生理、内科和病理教材中学习到大量相关知识，大家目标比较一致，在分享时内容充实、过程流畅。

PBL 案例教师版

泡泡的眼皮

课程名称：机体平衡模块

使用年级：三年级

撰 写 者：彭炎强　吕立强

审 查 者：PBL 工作组

汕头大学医学院

ShanTou University Medical College

一、案例设计缘由与目的

（一）涵盖的课程概念

本次课程为“机体平衡”模块中的泌尿系统疾病PBL讨论案例，内容为“肾病综合征”。本阶段学生对泌尿系统疾病总论及肾病综合征各论的内容有相应的掌握，也已涉猎生理学、病理学及药理学，对肾生理功能、常见肾病理改变及用药原则均有一定的了解。通过该案例的学习与讨论，将联系临床与所学知识，掌握肾病综合征的发生和发展，熟悉肾病的防治原则，同时加深对肾病常见症状体征及实验室异常指标的理解，为“机体平衡”模块的学习打下基础。案例以生活中常见的病症“感冒”为引子，以“眼睑水肿”为首发症状就诊，引发对水肿原因的讨论，依据现有的医疗技术水平，一步步地得出疾病的诊断。从此案例的学习中，学生可重点讨论疾病的常见临床表现（如泡沫尿、眼睑或肢体水肿）及异常指标（重点如尿检的异常），通过理论联系实际，加深对肾病综合征的发展过程的理解，引发对医学行为、道德与职业素养、人文关怀等方面更深入的思考。

（二）涵盖的学科内容

解剖组织层面　水肿好发的部位及意义是什么？

生理层面　肾的生理功能、水肿及蛋白尿产生的病理生理机制是什么？

免疫层面　肾病综合征的可能免疫损伤机制及对药物治疗的意义是什么？

药理层面　糖皮质激素的药理作用机制是什么？有哪些作用及副作用？

病理层面　肾病综合征常见的病理分型有哪些？不同病理类型的治疗方案有何异同？

社会层面　肾病综合征的病理分型多，且易于复发，对于疾病的诊断治疗及预后，医生应当如何与患者沟通？医院应当如何建立有效的疾病随访制度，保持较好的医患间的良性互动，帮助患方在治疗中及治疗后做好疾病监控以及指导生活中的预防及注意事项？

（三）案例摘要

本案例依照实际临床病例改编，描述的是患儿泡泡因“眼睑水肿”就诊，经确诊肾病综合征后，制订经验性治疗方案，过程中出现糖皮质激素副作用及因家属饮食设计不恰当并发的电解质失衡，最终经饮食结构及药物剂量的调整，病情得以控制。案例中列出了肾病综合征诊治过程中常见的并发症及治疗困难，通过案例的讨论，学生可进一步扎实掌握机体平衡的要点，为“机体平衡”模块的学习做好铺垫。

（四）案例关键词

水肿（edema）

泡沫尿（foam in urine）

镜下血尿（microscopic hematuria）

蛋白尿（proteinuria）

高脂血症（hyperlipidemia）

低蛋白血症（hypoproteinemia）

肾病综合征（nephrotic syndrome）

微小病变型肾病（minimal change disease，MCD）

低盐饮食（low-salt diet）

糖皮质激素（glucocorticoid）

电解质紊乱（electrolyte disorders）

（药物）副作用（side effect）

二、整体案例教学目标

（一）学生应具备的背景知识

学生应学习了“机体平衡”模块中泌尿系统疾病总论及各论中的肾病综合征的知识，对肾生理功能、肾病病理、致病机制、免疫机制等已有一定的知识积累。已掌握肾病综合征的定义、临床表现、诊断、病理分型、治疗原则。另外，学生学习过药理学，有一定药理基础知识，对激素、免疫抑制剂等药物有一定的了解。

（二）学习议题或目标

1. 群体－社区－制度（population，P）

医院内人群（患者、医护人员等）应该注意哪些可能提示肾病的表现？治疗过程中应当注意什么改变（症状和体征），且采取何种手段以预防肾病综合征患者出现并发症？

2. 行为－习惯－伦理（behavior，B）

（1）医务人员应当如何做好宣传，并对高危人群（肾病综合征好发年龄段人群，出现眼睑水肿、泡沫尿者）拟定简单的门诊筛查手段（尿常规、肾功能等检查），以期达到疾病早诊断的目的？

（2）医护人员如何与患者沟通，在告知疾病可能进展及变化的同时，获得患方对治疗方案的配合以提高治疗效率？

（3）引导学生重视加强对一些常见疾病的基本防治方法，以及正确生活方式的认知。

3. 生命－自然－科学（life science，L）

（1）描述肾病综合征的临床表现、诊断、防治原则。

（2）从免疫机制上描述“感冒”常可诱发肾病综合征的原因。

（3）列举导致肾病综合征可能的病因、如何排除继发性情况。

（4）描述肾病综合征有哪些病理分型，论述肾穿刺活检术的应用注意事项，阐述病理分型与确定治疗方案的联系。

（5）描述肾病综合征的发生发展和早期表现，以及不规律治疗后最终导致终末期肾病的过程。

（6）描述肾病综合征治疗过程中应当注意的饮食方面的调整、治疗过程中应当监测的指标。

三、整体案例的教师指引

1. 本案例提供的场景较为简单，尤其第一幕中患儿的临床表现较简明，结合尿检、血生化等检查后即可初步诊断肾病综合征。但出现并发症（如急性肾衰竭、血栓栓塞、感染等）时可使临床表现复杂，在疾病发展中应注意思考，实际临床表现是否与单纯的肾病综合征诊断一致。教师应当引导学生深度剖析简单的症状体征（水肿），布置课前作业以搜集足够的教材或文献，扎实掌握症状学的知识，以便案例讨论中可发散思维，避免把疾病过程中出现的新发异常症状体征都生搬硬套地归于原发疾病，致使忽略潜藏的问题（如第二幕的治疗不当出现的水、电解质紊乱）。

2. 糖皮质激素是肾病的治疗中常用的“利刃”，对肾病综合征的治疗尤为重要。然而，糖皮质激素单药治疗的效果及副作用有个体差异。于此案例中，教师引导学生逐步解析患儿在激素治疗后临床行为的改变和复查指标的变化，进而加深学生对糖皮质激素实际用药中出现问题的认识以及激素的用药原则的理解。

3. 医生与患者在医学知识上存在信息不对等，医生应如何与患者及患者家属沟通，使病情及风险被认知，以减少医患间的矛盾？引导学生进行情景模拟演练，引发学生对医患沟通中存在的问题及沟通中如何体现人文关怀的思考。

第一幕

李先生和王女士有一个非常可爱的宝宝——泡泡。泡泡今年6岁，体重20 kg，在夫妇两人的精心照料下，泡泡长得白白胖胖，甚是可爱。2个月前泡泡受凉感冒了，不仅流涕、鼻塞，还发热。泡泡的爸爸妈妈把他带到家附近的诊所，打了退热针，还输了液。折腾了一个星期，泡泡的感冒总算是好了。但宽心的日子没过几天，王女士发现泡泡原本大大的眼睛肿起来了，成了一条缝。不仅如此，泡泡的尿也微微泛红，呈“泡沫尿”样，里面有许多泡泡，且经久不易消散。人也没了精神，给泡泡穿鞋的时候，发现孩子的脚踝也肿了起来。夫妇俩连忙带着泡泡来到了市里的大医院就诊。

医生详细询问了泡泡的发病经过与既往病史，并进行了仔细检查。体格检查显示：体温36.5 ℃，血压96/54 mmHg，心率90次/分，呼吸20次/分。神志清，精神疲乏，全身浅表淋巴结未触及肿大，全身皮肤黏膜无黄染，未见瘀点、瘀斑，双眼睑水肿，心、肺、腹无异常，双下肢凹陷性水肿。病理反射未引出。

辅助检查：

尿常规：潜血+，蛋白++++，24小时尿蛋白定量4.5 g，血浆白蛋白20 g/L，血肌酐80 μmol/L。血脂：总胆固醇8.5 mmol/L，三酰甘油1.5 mmol/L。血常规、粪常规、肝功能未见异常。

心脏、腹部彩超：心脏、肝、脾、双肾未见异常。

心电图：正常心电图。

胸片：心肺膈未见异常。

关键词

水肿

泡沫尿

镜下血尿

蛋白尿

高脂血症

低蛋白血症

重点议题 / 提示问题

1. 眼睑水肿可能的原因是什么？这些原因如何分类？

2. 如何归纳现有的症状和体征？根据现有信息可做出哪些初步诊断？

3. 做出初步诊断后，如何与其他疾病鉴别？

4. 接下来还有哪些检查应完善？可依据什么制订相应的治疗方案，并如何动态监测特定指标以评估治疗效果？

教师引导

1. 本案例列举的主要症状（水肿）较常见，涉及的疾病多，需要鉴别的病种多，对于临床经验少的学生而言存在方向性困难，可引导学生按系统依据患儿的自身特点逐个鉴别。

2. 对于已有的检查结果（尿常规、肾功能），引导学生逐个解读，并联系患儿的临床表现（水肿、低血压），做病理生理分析。

3. 明确诊断后，引导学生讨论接下来可进一步完善的检查及可用的治疗手段。安排恰当的作业，如在下一幕开始前做适当的资料准备（如查询相关教材和文献）。

第二幕

泡泡被确诊为肾病综合征。医生告诉泡泡的父母："按照目前国际的治疗指南，泡泡的病要先按'微小病变型肾病'进行治疗，使用糖皮质激素治疗 4 周，大多数患儿的疗效是比较好的，如果效果不显著，就需要进一步做肾穿刺取活组织明确病理诊断后再调整方案。"医生也嘱咐泡泡妈，泡泡得的是慢性病，治疗的时间相对较长，要有耐心和心理准备，同时也需要父母配合。用药期间让泡泡多休息，饭菜要少盐，忌吃腌制类含盐量高的食物，严格按时吃药，定期复诊。在嘱咐好饮食及平时的注意事项后，给泡泡制订了口服用药的方案：泼尼松 30 mg qd，呋塞米 20 mg qd。

经过 1 周的治疗，泡泡的眼皮和小腿的肿胀消退了很多，但孩子的性格却变得有些古怪。泡泡常常发脾气，饭量明显少了，晚上也不能好好睡觉，还乱砸东西，连他以前最喜欢的玩具都砸烂了。泡泡体重增加了 1.5 kg。泡泡爸妈赶紧带着他再次去医院。检查发现，泡泡的血钾 3.2 mmol/L（正常值 3.5 ~ 5.5 mmol/L），血钠 129 mmol/L（正常值 135 ~ 145 mmol/L），血钙 2.01 mmol/L（正常值 2.25 ~ 2.75 mmol/L），肌酐 104 μmol/L（小儿正常值 24.9 ~ 69.7 μmol/L）。

医生询问后得知，泡泡妈几乎没让泡泡吃任何咸的食物，孩子的饭菜中不加盐。医生考虑泡泡的表现是电解质紊乱和药物副作用的结果。于是给泡泡调整了治疗方案，在减少激素用量的同时，联合应用霉酚酸酯，并加用保钾利尿药，也临时给予了补钾、补钠、补钙等对症处理。在调整好用药方案后，医生再次嘱咐泡泡妈低盐饮食不等于不吃盐，要改变原来的饮食结构。泡泡妈频频点头，表示一定按照医生的嘱咐照顾好孩子。

关键词

肾病综合征
微小病变型肾病
糖皮质激素

霉酚酸酯（mycophenolate mofetil）

电解质紊乱

药物副作用

低盐饮食

重点议题 / 提示问题

1. 肾病综合征的分类方法有哪些？分别有哪些分型？分类有何意义？

2. 什么是经验性治疗？

3. 对于肾病综合征，在缺乏肾病理分型的条件下，应依据什么制订治疗方案？

4. 肾病综合征常用的手段是糖皮质激素和免疫抑制剂，两者应用的差别有哪些？用药的原则是什么？应用期间应当注意什么？

5. 治疗过程中，可能出现什么并发症？应当如何防治？

6. 如何进行饮食指导？对于盐的摄入，应当如何控制？

7. 对于患者及家属等缺乏医学专业知识的人群，医生应当如何与其沟通，以达到告知病情并获得患者及家属对治疗方案的配合？

教师引导

1. 第二幕涉及治疗方案的确定、糖皮质激素的应用指征和应用方法以及长期注意事项等内容，较复杂，教师可引导学生对此内容进行讨论，同时指导其从肾病综合征的分类开始，一步步地确定治疗方案。注意指导学生从不同分型特点及人群特点进行讨论。

2. 治疗过程中出现了电解质紊乱，引导学生从患儿的治疗方案和生活饮食设计上做思考，并一一讨论，同时扩展对药物治疗外的饮食治疗等方面的探讨。

3. 引导学生除药物治疗方案的制订及调整外，同时注重患儿和家属的配合，讨论在社会群体中治疗方案实施存在的困难，注重人文关怀，引申到社会群体和医疗群体间对治疗疾病应当承担的责任和相互间应做好的配合的思考。

四、参考资料

1. 陈灏珠，钟南山，陆再英 . 内科学 . 8 版 . 北京：人民卫生出版社，2013.

2. 朱大年，王庭槐 . 生理学 . 8 版 . 北京：人民卫生出版社，2013.

3. Judd LL. Adverse consequences of glucocorticoid medication: psychological, cognitive, and behavioral effects. Am J Psychiatry, 2014, 171(10): 1045−1051.

五、PBL 带教前会议记录

参加者：模块负责人，带教教师

案例名称：泡泡的眼皮

会议内容

（一）主要议题（如：案例文化背景，需要注意的问题，针对学生特点需要重点做哪些引导等）

案例以生活中常见的病症“感冒”为引子，以“眼睑水肿”为首发症状就诊，第一幕结合尿检、血生化等检查即可得出“肾病综合征”的诊断。应引导学生深度剖析简单的症状体征（水肿），课前搜集材料以备讨论；引导学生学习糖皮质激素的效果及副作用；引导学习肾病综合征高危人群筛查手段并在治疗过程中与患者沟通以提高治疗效率。

学生对泌尿系统疾病总论及肾病综合征各论的内容已有掌握，也涉猎生理学、病理学及药理学的相关知识，对肾生理功能、常见肾病理改变及用药原则均有一定的了解。

（二）案例重点问题（如：主要学习目标，如何达成，遇到困难的处理预案）

希望学生通过该案例的 PBL 学习讨论，诊断出肾病综合征，制订经验性治疗方案，学习中注意对“水肿”的深入探讨，对于治疗过程中出现的糖皮质激素副作用及因家属饮食设计不恰当并发的电解质失衡，应注意辨别区分疾病过程中出现的新发异常症状体征和原发疾病症状体征。引导思考医生应如何与患者及家属沟通，使病情及风险被认知，减少医患间的矛盾。

（三）其他

案例简要又有惊奇，尤其第一幕可直接给出诊断，学生又有相关知识的积累。教师注意在学生讨论中引导学生深入地全方位讨论，不要认为学习过而轻视或有不认真的态度。

六、PBL带教后会议记录

参加者：模块负责人，带教教师

案例名称：泡泡的眼皮

会议内容

（一）案例使用反馈

1. 案例优点

（1）由于学生有过类似病例的学习，所以整体讨论进程比较顺利，能完成目标与相关议题；总体讨论过程事实－问题－假设－目标环节也比较流畅。

（2）本案例第一幕较为简单，结合尿检、血生化等检查即可得出“肾病综合征”的诊断，看似平淡，但第二幕的糖皮质激素引起的副作用及家长饮食处理不当出现的水、电解质紊乱给案例注入曲折，引发了进一步讨论，给学生惊奇。这与其他案例不同，比较新颖。

（3）案例尤其是第二幕的转折能够激发讨论兴趣；案例涵盖知识点较多，能较好地激发学生深入思考。

2. 案例存在的问题（医学专业问题、文字表达，从学生的视角出发存在的问题）

（1）呋塞米早期是否应该使用？对于肾病综合征患者尿量是否该给出？

（2）对于“水肿”问题，学生很难去深入讨论，老师引导后学生也不太深入学习。

（3）P、B层面有关注也有讨论，但相对少些，目标列举以L层面为主。

3. 意见或修改建议

（1）对于呋塞米早期是否应该使用、尿量是否该给出，请案例撰写者修正。

（2）本案例依照实际临床病例改编，很真实，但因学生上一案例已有相关的学习，学习知识点相对来说稍少。

（3）对主动学习班PBL课程中涉及水、电解质紊乱的问题，学生仍不能在多次学习后很好地解决，可安排案例撰写者或相关老师进行相应的讲解和分析。

（二）学习目标完成情况

1. 第一幕即诊断明确，学生均能围绕肾病综合征展开讨论，并对肾病的相应治疗进行了分析。

2. 学生分享能完成学习目标，讨论过程中基本脱稿展示。

（三）学生表现

1. 学生表现比较轻松，因为案例内容与以前有覆盖，压力较小，资料检索也相对深入，能达成目标，并很好地完成讨论，时间恰当。

2. 在本次分享讨论前，学生平均学习时间为 8 ～ 10 小时。

3. 整体讨论过程流畅，讨论气氛比较热烈，顺利完成目标。每位学生均能积极参与，分享及板书能脱稿。

4. 资料准备充分，有些同学查了较多机制方面的知识，使讨论偏向基础一些，能脱稿并修正其他组员的分享。

七、PBL 课后学生形成的学习目标

A 组

第一幕

1. 学习水肿的常见原因及其鉴别诊断。
2. 学习肾滤过和重吸收的生理知识以及血尿和蛋白尿的病因和病理生理机制。
3. 学习高脂血症的病因及其机制。

第二幕

1. 学习肾病综合征的病理生理知识（脂代谢相关）。
2. 学习肾病综合征的不同病理分型的治疗。
3. 了解肌酐的代谢和饮食对肌酐代谢的影响。
4. 了解肾病综合征的经验性治疗。
5. 了解呋塞米、霉酚酸酯、糖皮质激素的药理作用。
6. 了解肾活检的适应证和禁忌证。

B 组

第一幕

1. 复习肾病综合征及其相关的肾病。
2. 了解儿童血常规和血生化的主要指标和正常范围。
3. 了解儿童各年龄的生命体征（血压、脉搏、呼吸等）正常范围。

第二幕

1. 学习呋塞米、糖皮质激素、霉酚酸酯对电解质平衡的影响。

2. 了解微小病变型肾病的发病机制和临床症状。

3. 了解肾炎综合征和肾病综合征的鉴别。

4. 了解医生与患者传递信息不对等时如何解决。

5. 了解少盐饮食的定义。

八、PBL 课后学生对案例的反馈

同学们对该案例表现出很高的学习兴趣。案例讲述了泡泡从感冒到出现肾病综合征，去医院检查治疗到后来对医嘱的错误理解而导致电解质紊乱的一系列过程。病程的叙述十分详细，故事的脉络也很清晰。此外，内容的选取也很贴近我们的生活。这都有利于激发同学们的学习兴趣，使同学们产生共鸣。

案例的第一幕中对泡泡症状和体征的描述十分清晰，使同学们可以结合现有知识做出相关的临床诊断推理。第一幕中出现相关的辅助检查结果而未给出确切的诊断，这同样使得同学们能够发散思维进行相关的头脑风暴，这有利于培养临床思维能力。案例中所涉及的肾病综合征、微小病变型肾病、电解质紊乱等知识点也十分贴近“机体平衡”模块的肾生理、病理、病理生理等相关知识。讨论过程中也重点提出了案例中涉及的血脂高的症状，这也有利于我们复习之前所学的脂代谢相关内容，将脂代谢和肾、尿液等知识进行整合，并建立联系。此外，案例中所提出的医生与患者传递信息不对等的人文问题也十分新颖，可以给大家留下很大的讨论空间，让同学思考如何正确传达医嘱。

本案例对于我们来说还是有很大的难度的。首先由于电解质所涉及的生理、病理生理内容较多，而且书本知识往往只涉及单个离子变化导致的临床状况，而本案例中泡泡是多个离子变化综合的结果，在讨论的时候很难将各个离子紊乱与泡泡的临床症状相结合，也很难将电解质紊乱和各个药物的不良反应建立联系，因此自主学习起来有一定的难度。此外，很多同学认为本案例所涉及的相关药理知识部分的讨论不足。

建议对于案例中的药理相关知识不作为重点，仅分析其与电解质紊乱的联系。最后，希望案例能够积极运用多媒体。

（甘礼溪　张品哲　刘家洋　陈观远）

附件

PBL 教师手册（2018 版）

汕头大学医学院 PBL 教师手册

2018 版

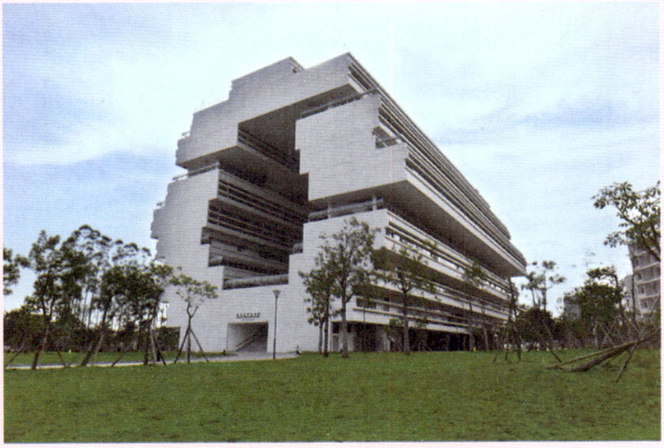

汕头大学医学院

ShanTou University Medical College

目 录

前言

2005 年的一天，温家宝总理看望了著名物理学家钱学森，与他谈到教育问题时，钱先生说：“这么多年培养的学生，还没有哪一个的学术成就能够跟民国时期培养的大师相比。为什么我们的学校总是培养不出杰出的人才？”这就是广为人知的“钱学森之问”。这一问题本身就十分重要，因为在日益全球化的今天，国家之间的竞争是杰出人才之间的竞争，说到底就是各国教育质量之间的竞争。因此，找到解决这一问题的有效方法更为关键，这关系到民族的前途和命运。

从 2002 年起，汕头大学医学院就开始实行医学教育的大胆改革，率先打破传统医学学科间的界限，建立了以人体器官系统为基础的整合课程体系。经过多年的实践，这一代表“以学生为中心”现代教育理念的措施和成效在 2009 年获得了教育部临床医学专业认证专家的认可。学院师生更是再接再厉，在全英文授课的医学教育在国内普遍前途惨淡的背景下，创建全英文授课班，引入美国执业医师资格考试（United States Medical Licensing Examination，USMLE），有效地扩大教育国际化的规模，在病理、临床技能、教师培训等领域创新，于 2014 年获得国家级教育成果一等奖。

中国的教育必须通过改革才能摆脱“钱学森之问”的局面。随着科技日渐进步和知识更新步伐的加快，学生了解和记忆知识已经不再是教育所追求的目标。培养具有深度学习、提出和解决问题能力，兼具岗位胜任力和创新能力的学生才是现代教育的宗旨。学校必须放弃将毕业生的知识水平、考试成绩作为衡量教育产出的一贯做法，而要将教育的长远效果——毕业生的潜力、职业素质和终身学习能力——作为最准确的衡量标准。因为前者是技术学校的目标，而后者才是能培养出大师的高水平大学的目标。

汕头大学医学院决心举办“主动学习班”，吸取国外先进医学院校（如加拿大 McMaster 大学）的成功经验，让医学生能有机会选择问题导向学习（problem-based learning，PBL）方式，在教师的辅导下，利用生活及临床的情景作为案例进行深度学习，培养学生自主学习、独立分析、有效沟通能力和团队精神。新教学大楼配备的符合 PBL 理念的优质设施也为这一教育改革措施的成功奠定了基础。

据我所知，在中国的医学院校中这是个创举。首先我必须感谢拥有“国家教育兴亡，你我匹夫有责”勇气和专业精神的各位同事，也特别感谢在亚太地区推广PBL理念和实践多年、获得同行尊重的关超然教授为我们把脉和指导。我更要感谢那些愿意加入“主动学习班”的同学，因为他们将为中国医学教育的发展提供最直接的数据和宝贵的经验。

“钱学森之问”是个重要问题。令人振奋的是，汕医师生将通过“问题导向学习”，为破解这一问题找到有效的解决办法。

原执行院长　边军辉

第一部分　PBL 的理念

一、PBL 的必要性：教育危机感

老师及学生们大概都很熟悉以下的说法：“知识就是力量。教育是为了奠定学生知识的基础，学校是学生汲取知识的场所，老师就是学生获取知识的源泉”。这就是近代“以知识为本，以教师为中心”的传统教育思维。在中国，很多的大学生，甚至于大学的老师，至今还对此深信不疑。为了印证这一教育理念，有人甚至引出了韩愈的《师说》。唐代被流放到潮汕的文人主张学院的老师就是应当“传道，授业，解惑”（《师说》：古之学者必有师，师者，所以传道授业解惑也……）。乍看，韩愈似乎也是推崇这种“以师为本，传道解惑”的师徒传授教育模式，但研读文章不应断章取义。“传道授业解惑也”这句后紧接着写道：“授之书而习其句读者，非吾所谓传其道解其惑者也。句读之不知，惑之不解，或师焉，或不焉，小学而大遗，吾未见其明也。巫医乐师百工之人，不耻相师；士大夫之族，曰师曰弟子云者，则群聚而笑之……古之圣人，其出人也远矣，犹且从师而问焉……”可见，韩愈其实并不主张这种教育理念，而是认为学习不应是“读死书，表面理解”（句读）；表象化的阅读很容易造成断章取义（小学）；太专注在繁文细节的内容又会失去大方面具体概念的掌握（大遗）。所谓“惑不解则道不知”，学习 / 读书应深入思考，句句咀嚼，主动剖析，方能有所进益。与有领导阶级地位的人士不同，学医学工艺的人士都不以互动学习、求教发问为耻（不耻相师；从师而问）。韩愈在《师说》中还引入了孔子的教育观，“圣人无常师。孔子师郯子、苌弘、师襄、老聃。郯子之徒，其贤不及孔子。孔子曰：三人行，则必有我师。是故弟子不必不如师，师不必贤于弟子，闻道有先后，术业有专攻，如是而已”。韩愈清楚地表明任何人都可以做自己的老师，不会因为对方的地位贵贱或年龄影响自身学习的心志。这与孔子所说“古之学者为己，今之学者为人”不谋而合，形成了今天“自主学习”教育理念的雏形。

传统教育思维风行百年，却逐渐偏离了古人的初衷，甚至步入歧途，最终落伍到跟不上现代生活的节奏，也不符合现代生活的需求。知识（knowledge）已经不再是力量，仅是辅助能力养成的一种载体，能力（competency）才是最核心的力量。教育不仅仅是为了教授和汲取知识，更是为了品德素养的孕育以及典范人才的培植。现代的科技（互联网、平板电脑、手机等）已将学校课堂大众化、平淡化（MOOC），缩小化（小组、团队、微课学习等），翻转化（翻转教室）及灵活化（不受时、地、空的限制）。资源的普及和学生知识需求的多元化使得学校课堂不再是求知的唯一平台，老师也不再是学生求知的源泉。对老师及学生而言，现今科技的飞速进程已经使得知识的非线性的生产超越了大脑本质对知识直线性的吸收，在这一现象必定会与时俱增的背景下，教育避免不了会有天翻地覆的改变。问题导向学习（PBL）不是唯一但却是目前最有效的学生自主学习理念平台。当然，PBL 必定要做到以学生为中心，才能够让学生发展自主；PBL 强调的是学生的学习，而非依靠老师的教授；PBL 注重的是对生活中的问题进行探索与解决，而非死记与生活脱节的枯燥知识；PBL 依靠的是小组团队多元化的动力，建立合作沟通的互动学习。一味盲目庸附于传统的知识传承不再是积蓄力量的宝典，而是一种造成教育危机的落伍理念。PBL 经验流程所赋予的能力才是生活里永续的力量，更是终身学习的机会。

二、PBL 的正其名：名正则言顺

PBL 在字面上的定义是 problem-based learning（问题导向学习），其命名来自首创 PBL 的加拿大 McMaster 大学医学院（下文简称麦大）。但在教育上的定义却具有更深奥多元化的内涵，麦大把 PBL 定义为一种教育哲学并称之为“McMaster philosophy”。PBL 在美欧经过了三十多年岁月才登陆亚洲，对 PBL 的诠译，在欧美日似乎更能得到大众的认同，而在华人世界里，由于翻译不当和自圆其说的扭曲，造成一些人对 PBL 产生误解。PBL 曾经很不恰当地被翻译为“以提问为本学习”及“以难题主导学习”。其实，PBL 在教育学中正式的英文就有两种：problem-based learning 及 project-based learning。前者多用在高等教育以老师协导、学生自主为导向，而后者多用在中、小学教育或技术职业高校比较偏向老师主导内容的教学。若没有对 PBL 先做深入的研读，problem-based learning 中的“problem”的中文翻译本身就成了问题。虽然在进行 PBL 的过程中老师会鼓励学生提出问题从而进行主动学习，或者，老师会直接提出问题推动学生进行主动学习，再或者，老师利用有难度的问题激发学生进行主动学习，但这些对问题的把控方式都仅是 PBL 中管控团队动力的多种策略之一，绝非 PBL 中“problem”的本质。目前已经得到共识的 PBL 狭义解译是“问题导向学习”，这种学习模式更侧重于提高学生应对生活中各种问题的能力；包括了，但不仅是知识和技巧的灌输。PBL 中的“问题”就是将生活情境组成的案例作为学习的载体平台，可见，有效的教育策略应该与生活建立联系，所以将 PBL 翻译成“案例导向学习”也许更为妥切。事实上，“案例导向学习”在临床医学又很可能（事实上经常）被误解为对临床教学的病历的教学 / 分析 / 简报的学习（case-based learning）。更令人诧异的是，有人把PBL翻译为“问题导向教学法”，将learning诠译为teaching（教学）。这些过于粗浅、狭义、缺乏深思的翻译，加上因为理念的偏差而产生的带有复杂后续性困扰的多种混杂式 PBL（hybrid-PBL）造成 PBL 理念的混淆与误解现象，像病毒般严重扩散。综上所述，要了解并真正做好 PBL，第一步必先正其名，然后才能思其义。

三、PBL 的叛逆性：反传统行为

PBL是以学生为中心（学生对自己的学习规划负责），异于传统的以教师为中心（教师是学生汲取知识的源泉）。在学习的领域里，PBL注重学习的过程（如何学及为什么学），而传统注重学习的内容（学什么及学多寡）。因此，PBL 的精神在于自主学习，而传统专注于促使被动学习。PBL 以小组讨论为学习形式，而传统则以大堂授课为基磐。PBL以反馈为改善学习过程的评量理念打破了传统的科举考试制度遗留下来的弊端。在课程的规划上，传统式的教育理念只能组合（拼凑）科系和内容，而不能像 PBL 能统整（融合）多元化的观念与知识。不同于传统形式的推广教育或在职教育那种“终身受教”的被动学习，深入贯彻 PBL 的自主学习，不仅能达到终身学习的目的，还能升华至全人教育的境界。传统被动教授方法已属落伍，不能与现代的社会形态意识接轨，罔论在国际学术人才培育市场上激烈的竞争。PBL 的精神主轴在于“以学生为中心”的自主学习，教育若以“学生为中心”作为风向标，其实施才有可能达到学习自主化、生活化、全人化与整合化的成效。在这个信息爆炸、知识日新月异、学海无涯的时代，传统式的大堂课教学局限于教授古今知识作为学生知识的来源，以此来应对未来的概念已全然落伍并与现今的社会意识形态脱节。若未经过正规的 PBL 洗礼，有可能出现尽管老师明白在PBL 的环境里应秉持“以学生为中心”并让学生“自主学习”的原则，不应授课教书，但一些欠缺经验的老师却会完全不言不语，让学生“天马行空”或“放牛吃草”，漫无目的地高谈阔论；或者有些老师让学生在固定的自修课（self-study）上阅读指定或分配到的教材或学习目标（这是老师主导的 directed self-study/learning），这也扭曲了 self-directed learning（学生团队自行主导学习，简称为自主学习）的真正意义。总而言之，在整体的近代教育理念中，PBL 是一个典型的反传统教育理念。

四、PBL 的发展史：跨越时与空

毫无疑问，在百年传统教育文化的笼罩下，PBL 反传统的教育理念需要经过千锤百炼的考验，才有出头的一天，这也反映出 McMaster 大学在医学教育创新过程中所经历的困难与辛酸。但是这一切也印证了一条不变的真理——只有懂得前瞻、勇于挑战、无惧失败的人或机构才能不断地创新、坚定地领导并推动一个新的纪元。McMaster 大学继 1965 开始策划 PBL 医学教育课程并于 1969 年正式实施后，经过不断地反思、修正及改善，于 1992 年又创建了举世皆知的循证医学（evidence-based medicine，EBM）。2004 年，在评价领域建立了以 OSCE 为架构的微站面试（multiple mini-interview，MMI）进行医学入学录取考试，以及测试个人医学知识进展的评价法（personal progress index，PPI），且均得到医学界的广泛采用。不难看出，PBL 的发展是不进则退的，也是与时俱进的。

McMaster 大学创立 PBL 以后，在十年孤独漫长的岁月中没有一所加拿大的医学院跟随 McMaster 大学的步伐，即使在美国，愿意试行 PBL 的大学也仅有 New Mexico 大学，在欧洲则以 Maastricht 大学为首，在澳大利亚则是 New Castle 大学尝试实施 PBL 课程。直到 1980 年医学教育改革之风才开始横扫欧美各国；20 世纪 80 年代，随着 PBL 研究文献的增多，PBL 逐渐受到关注并且快速席卷欧美，甚至冲击了当时世界级的大学龙头——哈佛大学。1985 年，哈佛大学医学院在 PBL 的理念基础上创建了“新途径课程”（New Pathway Curriculum），成为混杂式 PBL 课程的典范[即在传统以教师为中心的课程（lecture）中注入 PBL 的理念及小组讨论的方法]。

夏威夷大学医学院继哈佛大学后，在 15 个月之内由传统的医学课程改革成 hybrid-PBL 课程（请注意：与 McMaster 大学始创的 PBL 课程理念不同，大部分现行的 PBL 课程均是混杂式的 PBL 模式，这种模式中对学生自主学习的分量、方式、流程、评价及 tutor 师资的规定都参差不齐。由于在教育文献中对 PBL 没有一个中肯的定义，因此也形成了分析 PBL 实施成效研究的一片灰色地带）。值得注意的是，夏威夷是东西方文化的重要融合点，很多 PBL 的理念与实务是从这里传入亚洲的。

英国医学总会于 1993 年发布了一本称之为“*Tomorrow’s Doctor*”（明日医生）的教育白皮书，其中述及传统医学教育的种种弊病并提出具有针对性的改善方案，包括了 PBL 的学习态度（自主、自动、自律）及情境化的学习平台。这份白皮书在 1998 年被重申其重要性并回顾其影响力。它不仅刺激了英国高等教育界，也影响了一些过去以华人为主的英国殖民地（如香港、马来西亚及新加坡）的医学教育界。

两岸学术界对 PBL 的接受始于千禧年后，间接反映出中华教育文化存在墨守成规的保守特质。

五、PBL 的心头结：束缚下求变

PBL 理念突显了传统教育弊病的思维表现，而墨守成规的传统教育思维却又成了 PBL 理念的绊脚石，两者相互纠缠，最终形成了“心结”。由于 PBL 引发了对近代高等教育在根本理念上的反思，才会给全球的高等教育界带来无比巨大的冲击，让传统教育的盲目卫道者产生失去立脚点的恐慌。毫无疑问，要能够接纳 PBL 的理念必须舍弃一大部分近代传统教育的弊病，否则，PBL 的实施就会潜藏“挂羊头卖狗肉”的危机，成为一个带着“PBL 方法”面具而骨子里却流淌着“传统思维”血液的教学模式。混杂式 PBL 受国内外不少大学和医学院的青睐，因为一些 hybrid-PBL 仅是在依然庞大的传统制度下的一小撮课程 / 科目，是一种比较容易被接纳、能顾及两端的模式，但也很容易受根深蒂固的传统教育思维的牵制而无法推陈出新。这种“变”较容易被看到，却经受不住时间的考验，因为这种 hybrid-PBL 显示的“变”只是表面形式上的变，而不是内在实质上的变。近十年来，亚洲各国高等教育改革犹如雨后春笋，大学评估认证亦推展得如火如荼，因此很多大学在这近十年间不约而同地试行 PBL 也许并不是巧合。若大学或医学教育认证促使了对 PBL 的认同，这种认同就代表了酶促反应的“外源动机”（extrinsic motivation），即使是因为外源动机驱使而实施 PBL，也还是很有可能通过尝过了 PBL 的“清泉甘露”而激发了“内源动机”，所以采用混杂式 PBL 作为衔接过渡手段也未尝不可。这种转型（transformation）往往会在 3~5 年内发生，而且政策上也会跟着有震撼性的正面改变。倘若是仅流于形式的表面功夫，即使实施十年 hybrid-PBL 也不会使学生的学习态度或成效产生显见的成果。

传统教育之所以被称为传统，就是因为它不愿改变创新。历史很清楚地告诉我们，我们终其一生都在学习应变；我们的生死成败都与“变”息息相关。中华民族的传统中不乏优良的文化，但也隐藏着不少顽固的封建迷信和老旧思想。这些“旧”文化犹如沉甸甸的石头，在漫长的岁月中为传统筑成了难以穿透的铜墙铁壁。所以，突破传统是一条铺满荆棘的路，那些倒在这条路上的传授者们往往把自己教化学生之无能与无奈怪诸学生本质及中华文化，见怪不怪但也令人唏嘘。大部分的大学老师需要被重新打造或培训，因为大学老师从来没有受过教育专业的培训，仅知传承过去“被教”的传统方法去“授教”。近几年来，各所大学都设置了教师成长中心（center for faculty development，CFD）或类似的机构，虽未臻完善但日渐成熟。

教育的工作是要由人性化的互动去催化智能的汲取与建立，电子计算机的惯性操作无法取代人脑心智的判断。例如，近年来盛行的一些e-PBL应用过分专注于e-化的手段，忽略了人与人的互动与沟通；就像是医疗行为应当结合患者的身心生活与感受去“医人”，而非动辄依靠科技仪器来“医病”。科技是达成教育目的（基础与临床）的种种工具之一，若不善于运用，以机械式的科技逻辑去作为教育与医疗的主流策略，则可能会影响学习者的自主性的思维及人性化的判断。

教育的成果，不能腐朽庸俗化、无意义地数量化与虚表地时尚化。

六、PBL 的前瞻语：为卓越奋斗

普及教育是为了造福群众，精致教育是为了培养精英，前瞻教育是为了迈向卓越。达到 PBL 的普及性，精致性及前瞻性尚有一段漫长崎岖的路要走。PBL 的沿革已经迈入了一个缓慢的历史流程。采纳、坚持及永续 PBL 教育主要的绊脚石是源自传统教育根深蒂固的弊病。若对 PBL 理念一知半解，自以为是，又会陷入传统教育思维的泥沼，甚至无法自拔。教育的目的若没有清晰的理念来指引流程，目标靶向就不够明确，教与学很可能变成无的放矢，建立不了预期的成效。PBL 的理念有很明确的发源地及产生的历史背景缘由去支撑，其教育成效亦有多元化教育研究的实证及时间的考验。PBL 可以说是当今高等教育黑暗路途中的明灯。

以下各部分代表本医学院老师在黑暗的 PBL 探索旅程中所点燃的明灯。

关超然

第二部分　PBL 的前期准备

PBL 实施五要素包括案例、学生、小组老师、场地、评价。要顺利实施 PBL，就要做好以下五方面准备：案例撰写、学生培训、小组老师培训及会议、小组讨论教室的确定、评价方法的建立。

一、案例撰写

案例撰写是实施 PBL 的基础，即“问题导向学习”中的“问题”。好的案例，要包含 P（群体－社区－制度）、B（行为－习惯－伦理）、L（生命－自然－科学）三个层面的内容，能涵盖不同学科（横向）和基础与临床（纵向）的整合思维，同时可以激发学生的学习热情。撰写案例主要包括以下三个步骤：

1. 确立学习目标

撰写案例前，首先要确立课程的学习目标，确定其涵盖的层面，然后再寻找合适的案例，撰写成合适的 PBL 案例。

2. 撰写案例

PBL 的案例是一种情境的表现，而非平铺直叙的记录性的病例。案例中语言应有目的性，精练而生动。撰写时，要根据学习目标，针对学生的程度撰写。所写的每句话都有其目的性，尽量不要纳入细枝末节（除非有特定的学习目的），以免学生纠结于细枝末节，在讨论问题时牵涉过广或钻牛角尖。

3. 编写教师指引

教师指引的撰写，可以使不同小组老师所带的小组最终都达到一定的学习目标。一些教师指引为了补充教师专业知识的不足，涵盖了犹如讲义的知识，这是错误的做法。教师指引的目的在于为帮助学生学习态度及方向的确立提供提示。每个案例最好不超过 12 页。

二、学生培训

PBL 成功实施的关键因素是学生。PBL 与传统的学习方法之间有很大的差异，因此在 PBL 实施前，要对学生进行培训。让所有的参与者都充分了解 PBL 的理念和实施方法，让学生明白自己应该如何学习，同时还要进行提问技巧、文献检索等方面的培训。

可以用讲座、示范、视频及实际演练的方式进行。

三、小组老师培训及会议

PBL 小组老师要经过培训，不仅了解 PBL 的理念，更要对讨论过程中的管控技巧进行培训。小组老师要转变观念，明白自己的角色不再是“教”，而是帮助学生“学”。

PBL 讨论是由各个小组的同学在不同的小组老师引导下进行的学习，小组和小组之间相对独立。但是小组老师之间，在 PBL 讨论的前后通常要有小组老师会议。PBL 讨论前通常由撰写案例的教师描述案例撰写目的、要求达到的学习目标等；课程实施后小组老师可以讨论带教过程中遇到的问题，讨论解决办法。

四、小组讨论教室的确定

PBL 讨论时一般为 6~10 个学生一个小组，所需教室空间可以较小。讨论进行时要求学生能够有目光接触，因此教室里要有一张能够使学生围坐成一圈的长桌，同时要有一块可供记录的白板。讨论过程中并不提倡学生一边讨论一边上网查阅资料或者翻阅教科书，这样会干扰讨论的进程。学生自主学习放在课堂讨论完毕后，因此并不需要教室中配备计算机和网络。小组老师应与学生坐在一起，让学生感觉到老师也是小组的一份子，增加学生对老师的认同与接受。

五、评价方法的建立

PBL 学习的过程不同于传统大课，学生要自己发现问题、解决问题。而传统大课的评价方法只能考核学生知识的掌握程度，并不能评价其他方面的能力。因此要建立合适 PBL 的评价方式，才能了解学生是否达到了预定的学习目标和能力。小组老师不仅给成绩，还要详细描述每位学生学习的情况并给予具有针对性的反馈与建议。

评价包括学生自我评价、学生和学生之间互评及学生对小组老师的评价。评价的方式应在第一堂 PBL 课就让学生明确地知道。

辛　岗

第三部分　PBL 的流程与步骤

经典单一案例 PBL 课（两幕）在 2 周内分次实施：每周安排 2 次讨论，分别安排在周一和周四（或周二和周五），每次时长 2~3 小时。

PBL 基本流程与步骤简介如下：

1. 参与小组老师和学生轮流自我介绍（1 名小组老师，6~10 名学生）。

2. 小组老师简单讲解 / 复习 PBL 基本程序、规则和方法。

3. 由学生选出 1 名记录员（原则上由组员轮流担任），记录的同时参与讨论，在白板上呈现并初步整理讨论内容。

4. 小组 PBL 步骤：详见下表。

5. 评价与反馈：包括学生对自我、其他学生、带教小组老师和 PBL 过程的评价与反馈，以及小组老师对学生和 PBL 过程的评价与反馈。

评价与反馈环节至关重要，无论时间是否超时，这个过程都不可省略，在 PBL 课程结束之前一定要执行此环节的活动。

6. 如时间充裕，由小组自行决定是否进行总结环节，即简要总结学习成果，回归并审视案例问题，明确问题解决成效。

进程	目的	步骤
第 1 次讨论	发现问题，设定目标，制订时间管控方案	1. 研读案例，归纳事实，澄清概念，找出线索 2. 列出并明确要探讨的问题（需达成共识） 3. 就问题进行头脑风暴（基于现有知识和认知进行讨论） 4. 分析问题，提出并最终整合形成用于解释问题的假说 5. 围绕假说，明确学习议题 6. 讨论已有知识是否足以解决所列问题，以此确定尚待学习的范围 7. 回顾步骤 4~6，共同制订出明确、具体、相关、预期能够实现的学习目标，并按重要性依次排列

（续表）

第1和第2次讨论之间	查证，研读，分析，求解	8. 小组成员各人自行搜集资料和信息，每个成员的学习任务应覆盖与学习目标相关的全部议题，避免以省事省时为动机的任何形式的任务分配和包干行为
第2次讨论	分享，求证，讨论，批判，总结	9. 将个人学习成果（信息来源和内容）在小组内以口头讲解配合白板书写的形式呈现，并进行互动性讨论，包括分享困难、寻求解决 10. 小组通过团队合作，尝试应用所学新知识共同解决或分享第1次讨论所设定的问题及相关探讨

龙　廷

第四部分 PBL 小组老师的角色与职能

一、PBL 小组老师的角色定位

PBL 小组老师以引导小组学习为唯一工作目标。其作用是帮助成员学习，达到课程设计所要求的由学生自己领悟体会并提出、整理预期学习目标。PBL 小组老师的责任与传统大课老师以知识传授为主要任务的特点大不相同。在整个 PBL 讨论过程中，除非必要，老师无需主动提供知识咨询，而是作为一名旁观者，协助引导并评价、反馈小组学习，在激发小组学习讨论动力及引导讨论方向上发挥作用。

二、PBL 小组老师的角色内涵

一名 PBL 小组老师要具备以下特点：

1. 充分准备，了解 PBL 课程学习目标、课程相关架构及各种学习资源。

2. 激发友好开放的 PBL 讨论气氛，鼓励提高讨论效率的行为。

3. 识别 PBL 小组成员中每个学生的特质和成长背景。

4. PBL 过程中要适时干预，但避免发号施令。

5. PBL 过程中机智敏捷地处理难题（非知识层面难题）。

6. PBL 讨论结束时，要鼓励小组成员勇敢回顾自己的表现，同时小组老师也要随堂进行自我反思。

经过培训，各种专业及职级水平的教师都可以成为 PBL 小组老师，当然，案例在自己专业范围内时，小组老师会有“安全感”。按照 PBL 规范要求，小组老师的职责是提供学习帮助，他们的背景知识和经验，无论是来自于一线教学、基础研究还是临床实践，都有助于促进 PBL 小组的学习。尽管如此，各学科专家们在执行 PBL 小组老师职责时，要注意角色转换，充分扮演促进性角色而非发号施令者。

三、PBL 小组老师的必备技巧

1. 保持开放与信任的氛围，鼓励 PBL 小组成员间互动。有效的互动技巧，如眼神交流，友好、礼貌的态度和尊重等方法，是营造和谐学习氛围的基本功。

2. 引导学生建立健康的学习态度、运用有效的学习方法、遵循正确的学习方向。避免过分浸淫在知识层面不可自拔，使得PBL演变成小组教学或单纯的知识传授。小组老师应注意引导小组讨论的内容不要偏移主题，要提醒学生时刻围绕着预先确定的学习目标进行。

3. PBL强调学生主动学习、自我引导并寻求所需知识，勿将“PBL案例教师版”中既有的文献或参考数据和盘托出。鼓励学生探究如何根据预先确定的学习目标和问题去获得相应知识、解答问题，以达到既定学习目标。鼓励学生尽可能从专业网站及医学学术期刊上去寻找适用的数据和证据，以补充现有医学教材的不足。

4. 提高小组讨论效率，保持小组学习过程畅通无阻。

（1）讨论之初，可提示小组先行设立讨论计划。

（2）讨论进行过程中，如发现有影响小组讨论流程通畅的问题，要提醒（或暗示）小组成员给予注意，要立即处理/改善这些问题。

（3）督促学生随时监控小组学习情况。每个问题讨论结束时，鼓励小组成员对讨论全过程进行回顾，及时进行自我反思，以提高整体表现。

（讨论过程中常见问题及来源和解决方法，请参考第六章。）

5. 综合评价学生表现。小组老师应当熟悉本校评价策略，并及时对每位学生和（或）整个小组表现进行形成性评价（用于反馈）或终结性评价（确定进展）（详细资料见第六章。）

四、PBL小组老师的观察项目

在小组讨论过程中，小组老师要同时观察/注意什么样的讨论内容和流程呢？要随时保持与学生间的眼神交流，注意学生肢体语言，营造安全有效的学习环境。要时刻注意团队学习动力，如有问题要及时提醒并做处理。详见下表。

观察项目	不同表现形式
参与度	● 参与度高者，参与度低者，沉默者 ● 参与度“转移现象”：参与度高者突然默不作声，或参与度低者突然滔滔不绝
影响力	● 霸道型：试图用个人意志或价值观影响其他组员；或促使其他组员接受自己的决定 ● 和事佬型：持续避免在小组中发生冲突或不愉快；或在给予其他组员反馈时，只说动听的好话而避免指出缺点和错误 ● 放任型：退缩，漠视、不关心小组的活动 ● 民主型：试图让所有小组成员参与讨论或决定过程；可以开放地接受别人的批评和反馈；当小组张力紧绷时，试图以正性解决问题的方式处理冲突
小组氛围	● 友善和谐 ● 以学习任务为导向，令人满意 ● 小组成员很投入 ● 个别组员引发冲突并造成不和谐
组员情绪	● 正面情绪：稳定、兴奋等 ● 负面情绪：愤怒、受挫、防御、竞争等
小组认同感	● 小组之中存在“次小组”现象，个别成员置身于讨论之外 ● 成员时而“进入”、时而“退出”小组讨论
做决定过程	● 所有成员共同参与决定过程，达成共识 ● 少数组员做出决定意见并径自付诸执行（未征求其他成员意见） ● 做决定过程中，有个别成员贡献未得到响应或认识

（续表）

规范	● 存在讨论禁忌 ● 只能接受正面情绪表达 ● 成员间过于谦让，轻易接受彼此意见
讨论点	● 是否聚焦在问题上，是否跑题 ● 小组讨论主题跳跃

吴　凡

第五部分　PBL 实施中的评价与反馈

PBL 强调以学生为中心，注重学生学习过程，目标是培养学生主动学习、终身学习能力。学生要对自己的学习过程及结果负责。因此，PBL 评价方式也必然异于传统以知识考核为主的终结性评价模式。PBL 更注重小组讨论课结束后的即时反馈，为学生提供改进其个人行为和态度最有效的意见和建议。

一、形成性评价和终结性评价

形成性评价和终结性评价是两个重要的概念。传统教育常用以笔试为主的考试形式，以此将学生学习成果优劣进行分类，便于施教者判断或奖惩，此种评价形式称为终结性评价。终结性评价的目的是对学生学习成果进行判断。PBL 采用多元化形成性评价模式，其目的是帮助学生改进学习过程。诚如每次 PBL 小组讨论后学生自我以及对组内同学口头评价、小组老师给学生即时口头反馈等，都可以帮助学生认识和保持自己学习过程中的优点，发现不足，并利用小组老师在即时反馈中提供的建议改进学习方法，调整学习方向。

二、PBL 中常用的面对面即时反馈、评价表的应用

1. 形成性评价之一：即时口头反馈

（1）目的：帮助学生、小组老师发现自己的长处和短板，指向性地扬长避短，积极地优势互补。

（2）形式：每次 PBL 小组讨论结束前，都需要利用 10~15 分钟时间进行学生对自我、组员、小组老师及小组老师对组员的面对面反馈。

该反馈也可以利用评价表进行（自我评价、同伴评价、小组老师评价学生、学生评价小组老师）。不过常因为时间紧迫，在讨论结束后行即时口头面对面反馈。

（3）反馈技巧

1）口头评价注重客观性观察，而非基于主观性推论，注重使用描述性语言而非判别性词句。无论正面还是负面评价，都要根据评价者（小组老师或其他指定人）观察到的场景，引用被评价者的语言，有针对性地进行评价。

2）多使用正性语言进行评价。

3）分享经验，避免说教。

4）尽量以各种数据 / 证据示人，不宜用解答或解决方式。

5）反馈内容要对被评价者有所裨益，而非反馈者的个人情绪发泄。

6）给予对方的建议应充分考虑对方能够接受的程度。

7）应适时适地提出反馈，以减少个人伤害。

8）反馈时宜着眼于“对方所说”，而非“为何而说”。

小组老师应特别留意学生间相互评价与反馈时所持的态度，及时善意地纠正不适当的行为、语言及态度。

2. 形成性评价之二：PBL 评价表（表 1~ 表 3）

（1）目的：在即时反馈前形成系统评价，保留资料以形成学生学习档案，也可形成量化测量参数，用于未来终结性评价。

（2）形式：可以在每次 PBL 结束前进行；也可在课后填写网络评价表（非即时反馈，效果略逊）。

（3）注意事项

1）如果需要为终结性评价提供参数，学生应该提前知道评价方法。

2）应进行阶段性总结并为学生提供相应阶段性反馈，帮助学生认识自己的优点，知晓急需改进的方面。

3）基于不同目的和使用便利，形成性评价和终结性评价两者可结合使用。

4）评价表填写比较费时，学生若无耐性或不负责任填写，会影响评价信度和效度。因此，评价表需谨慎设计。

5）评价分数要赋予整数值。

表 1　PBL 学生评价表（教师版）

班级 ________　小组 ________　小组老师 ________　日期 ________

评价项目	学生姓名									备注
1. 参与程度										
2. 发言有效性										
3. 团队合作及沟通能力										
4. 资料准备										
5. 领导力 / 同理心										
总分										

总体反思

优点：

缺点：

建议：

附：评价项目细则（计分均为整数）

<table>
<tr><th>项目</th><th>0 分</th><th>1 分</th><th>2~3 分</th><th>4~5 分</th></tr>
<tr><td>1. 参与程度</td><td>缺席</td><td>无：出席但完全/几乎没有参与讨论</td><td>参与：但非主动，在同学或小组老师的暗示或督促下参与</td><td>积极参与：主动分享自己的观点，积极补充同学发言，观察组员行为并提出反馈</td></tr>
<tr><td>2. 发言有效性</td><td>缺席</td><td>无：附和其他同学，没有个人观点，发言少</td><td>一般：发言简洁度、完成讨论目标能力不足；
或仅复述资料，缺乏个人观点陈述；
对他人发言无法提出意见和建议；
对推动小组讨论进程缺乏帮助</td><td>有效：发言简洁，目标明确；
对其他组员发言能提出个人意见或补充，提出的观点可以积极推动小组讨论进程；
能够对组员提供有效反馈</td></tr>
<tr><td>3. 团队合作及沟通能力</td><td rowspan="3">缺席且没有参与课前小组准备活动，由小组同学界定</td><td>差：参与课前的小组准备活动，课上没有有效互动、合作</td><td>一般：课前、课上比较积极地参与小组讨论和活动；
组员与其相处比较愉快</td><td>好：在讨论陷入困境时能够协调组员找到目标、摆脱困境；
有明确的小组目标并为之服务；
组员对其合作能力评价高</td></tr>
<tr><td>4. 资料准备</td><td>简单：复制和复述；
资料来源缺乏可靠性</td><td>归纳总结：进行了资料整理，分析了各类资料的可靠性并有所选择</td><td>内化：资料来源可靠，发言时可以脱稿、画图演示</td></tr>
<tr><td>5. 领导力/同理心</td><td>无：出席但没有表现出领导力或同理心</td><td>有：时间控制好；
明确小组目标，并提示组员注意讨论进程；
主动提出与“社会”“行为”相关的学习目标；
对案例所描述情境可以“将心比心”地进行分析</td><td>优秀：有明确的团队目标，在关键时刻引领任务进程；
组员对其领导力评价高；
对案例中患者所处境地进行换位分析，并积极寻找资料、提出有效解决方案</td></tr>
</table>

表 2　PBL 小组老师评价表（学生版）

班级 ________　小组 ________　小组老师 ________　日期 ________

序号	项目	（1）非常同意	（2）同意	（3）无意见	（4）不同意	（5）非常不同意
1	小组老师清楚本案例学习目标并有意识地引导学生完成					
2	小组老师通过问题引导学生进行逻辑性、批判性思考					
3	小组老师常用鼓励性话语激发学生探索知识的兴趣					
4	小组老师表现出良好的职业素养，包括着装、言谈、伦理等					
5	小组老师能够给予学生有效、具体的反馈，帮助学生认识自身优点和改进点，并指出改进学习的方向					

请提供您对小组老师其他的建议事项或意见：

1. 主要优点有哪些？

2. 主要缺点有哪些？

3. 下次小组讨论您认为小组老师应该做些什么或不做些什么，以便加以改进？

表 3 PBL 讨论学习评价表（团队及自主学习的反思与互评）

班级 ________ 小组 ________ 小组老师 ________ 日期 ________

序号	项目	（1）非常同意	（2）同意	（3）无意见	（4）不同意	（5）非常不同意
1	本组同学参与度良好					
2	同学之间互动良好					
3	本组讨论之进行流程顺利					
4	讨论内容有系统性、组织性并充实					
5	本组同学均认真搜集资料					
6	同学们的学习兴趣高昂					
7	本组同学大多能达到预定学习目标					
8	对学习方法、思维能力培养有帮助					

1. 您认为自己在本案例讨论中：

（1）最突出优点和能力各是什么？

（2）与上个案例比较哪些方面已有实质性改进？哪些还需改进？

2. 您认为哪位 / 几位组员最值得钦佩？最值得钦佩的地方是什么？

3. 您认为哪位 / 几位组员还需要帮助？需要帮助的地方是什么？

林常敏

第六部分　PBL 实施中的常见问题与解决建议

问题 1. 小组不知从何开始，不知道该做什么，可能呈现些许焦虑和寂静，却看不出任何预备进行讨论的热诚，您怎么办？

建议 1：在给小组发资料前，指定两名同学分别作为组长和记录员（每次指定同学时，本着公平原则，轮流担任），而组长必须提前准备这次讨论，默认每次讨论可以由组长开始，这避免了开场时冷场。讨论可以以组员快速朗读资料形式开始，既熟悉了讨论内容，又带动了积极性。

建议 2：可以在冷场时抛出问题引导学生，或者学生出现冷场时，可以针对那个冷场问题进行评价或解答或留予某位同学课后查找等方式以越过该冷场点。同时也可以从讨论过程中了解哪位同学积极性较高，可以指定该同学发表其看法。

建议 3：带动每位同学，让每位同学都开口说话，无论对与不对，都应该先肯定其发言，针对其观点，再进行评价。组长在讨论过程中必须带动发言比较少的同学，避免发言两极分化现象。（孟勇）

问题 2. 小组中有两位学生质疑问题导向学习的价值，他们认为参加小组讨论并预备讨论资料是浪费他们时间，尤其是在考试期间。您怎么办？

建议 1：合理分配课后任务，以减少学生学习压力及 PBL 花费的时间。

建议 2：通过成功的 PBL 演示，体现出 PBL 的价值，让学生感受 PBL 的优势。

建议 3：进行讨论内容的有效记录及资料规范整理，可以作为学生考试复习要点，贴近学生考试内容。（孟勇）

问题 3. 虽然您很努力，小组还是无法发挥功能，小组学生们表现沉默，不专心听别人意见，整个讨论没有清晰的思路，没有热情，您怎么办？

建议 1：讨论前告知学生，完整聆听其他同学意见，不打岔，不一棒打死，先肯定后评价并发表自己观点。

建议 2：及时发现小组讨论方向是否偏离主题，及时导回。

建议 3：讨论期间，可以提示组长或者记录员及时对已讨论问题及记录资料进行整理，以突出讨论主线，理清思路。（孟勇）

问题 4. 在小组讨论中有一位学生针对讨论问题提出了一个显然不合逻辑的假设，您怎么办？

建议 1：相信学生们的自我修正能力，暂不干预，给学生们适当时间让他们自我发现问题。通常情况下，对于某位同学提出的显然不合逻辑的问题，其他同学会很快给予否定或经过简短讨论后予以否定。

建议 2：如果较长时间（超过 5 min），这个显然不合逻辑的假设没有被否定，甚至错误引导了讨论方向，可以参照教师版案例（tutor guide）建议的“提示问题”对学生进行提示，以纠正讨论方向。

建议 3：如教师版案例未列出相应学习目标的“提示问题”，小组老师根据现场情况，按照能够引导学生讨论达成学习目标所给予最小干预原则，对学生进行适当提示。同时，记录和标注有关提示问题，反馈给教师版案例撰写者及有关人员，以便进一步完善教师版案例。（王革非）

问题 5. 小组读完学生版案例第一部分，在简短讨论后，有部分学生反映他们找不出重要问题，除非有更多资料，您怎么办？

建议 1：对照教师版案例，按照建议的“提示问题”，对学生进行适当提示。

建议 2：小组老师根据现场情况，按照能够引导学生讨论达成学习目标所给予最小干预原则，对学生进行适当提示。例如，提出少量关键词，或者用提问方式让学生们关注有关线索等。同时，记录和标注有关提示问题，反馈给教师版案例撰写者及有关人员，以便进一步完善教师版案例。（王革非）

问题 6. 小组读完学生版案例第一部分，学生们认为他们已经抓到重点且有合理解释，因而觉得这个案例没有必要再讨论下去，您怎么办？

建议 1：小组老师在确认知晓学生讨论进度情况下，对照教师版案例，评估学生是否已经完成第一部分学习目标。如果是，则继续进行学生版案例第二部分。

建议 2：对照教师版案例，对学生未达到或讨论的学习目标，按照建议的“提示问题”，对学生进行适当提示。

建议 3：如教师版案例未列出相应学习目标的“提示问题”，小组老师根据现场情况，按照能够引导学生讨论达成学习目标所给予最小干预原则，对学生进行适当提示。同时，记录和标注有关提示问题，反馈给教师版案例撰写者及有关人员，以便进一步完善教师版案例。（王革非）

问题 7. 在小组讨论中学生们列出一些和案例相关的重要问题，但学生们并未就这些问题做进一步讨论，也没有记录在学习目标中。学生们直接决定提早下课去图书馆查数据，您怎么办?

建议 1：称赞学生很有效地列出了问题，节省出很多额外的时间。

建议 2：建议学生应该将列出的问题做分类，方便课后研究。

建议 3：建议学生应用他们已有知识来试行讨论已归类问题，找出不足之处，进而按照不足，安排与落实研究。（张国红）

问题 8. 小组中如有学生选择一个不契合案例的问题作为讨论后的研究功课，您怎么办？

建议 1：建议学生从“不契合案例的问题”讨论中可学习到东西。

建议 2：告知学生对不在预定学习目标的问题进行讨论可能干扰整体学习流程。

建议 3：咨询学生意见，以学生自主方式判断已设立的问题与案例学习目标的关联性，并重新梳理案例内容，达成共识。（张国红）

问题 9. 小组正在热烈地进行切题且具启发性的讨论，但其中有两位学生因为不认同讨论方向而觉得被孤立，您怎么办?

建议 1：邀请这两位不同观点同学阐明自己的观点，减小其心理包袱；邀请组员对这两位学生所提观点做一定的阐述与反馈，分析其对切题讨论所带来的贡献。

建议 2：继续利用小组团队力量去正面影响他们，使其积极参与讨论。（张国红）

问题 10. 小组中因为学生对重要问题看法有不同意见而发生冲突，您怎么办?

建议 1：小组老师先将发生冲突学生的情绪稳定下来，再询问引发冲突的原因。

建议 2：在顾及双方情绪和感受情况下，提出自己的意见以解决引起冲突的问题。（陆军）

问题 11. 小组于讨论结束后进行评价时，有一位学生认为在小组讨论中学生们轮流发表所学的方式很无聊，另一位同学也附议，您怎么办?

建议 1：可以征求全部学生意见，认为以什么样的方式来发表所学才会觉得不无聊。

建议 2：可以采取抽签等更有兴趣性的方式。如果其他大部分同学认为这样还好，可以引导他们遵循少数服从多数的处事原则。（陆军）

问题 12. 在小组中有一位学生明显地主导整个讨论进程，然而他和其他学生共同分担责任，每次参加小组讨论前也都充分准备，您怎么办?

建议：表扬该同学的学习态度，并倡导向他学习。把主导讨论学生引导到自己意见中来，再把问题丢给另一个学生来讨论。（陆军）

问题 13. 小组中一位学生一直不太参与讨论，表现“安静”，您怎么办?

建议：其实大多数看似不参与讨论的同学，也并非真正“置身事外”，一般他还是能倾听其他同学发言。之所以表现“安静”，一是性格内向，不善于表达；二是没有充分准备，害怕自己讲错，不敢表达。无论怎样，这正是 PBL 让他成长的地方，小组讨论正是给他提供一个表现自我、阐述观点的环境和机会，一般在 PBL 开始时，小组老师就先阐明 PBL 的特点，鼓励同学积极发言。如果该同学依然“安静沉默”，教师可就某个问题直接提醒，如“关于 ×× 问题，刚才张 ××、刘 ×× 等讲了自己的观点，李 ××，你有什么看法？”大多数情况下，他会讲出自己的观点，但注意他一旦开口，老师一定要给予肯定，多说一句“还有吗？”鼓励他继续讲下去。如果他依然不开口，我认为不要逼他，暂时忽略过去，以免他太尴尬。还可以利用最后“总结反馈”环节，了解他个人的想法和困难，不论是什么原因，小组老师都要帮助他解决困难，给他鼓励，即使他在本次讨论中一言未发，也要肯定他认真听取他人发言，为他加油，让他下次努力！（吴丽萍）

问题 14. 在某一次小组讨论中有一位学生缺席，事先并未告知任何同学，也没向您报备，在下一次小组讨论中他出席了，但同学们并未提及上回缺席的事，您怎么办？

建议：一般小组成员不超过 10 人，如有缺席，讨论前小组老师应该能够了解，可向学生简单询问，至少让学生知道您了解情况，但不可花费很多时间。下次讨论时小组老师可私下向缺席者询问情况，如果对 PBL 有看法，可沟通；如确有急事，可谅解；但告诉他应告知同学或老师，并询问他对错过的学习目标是否了解。（吴丽萍）

问题 15. 小组讨论问题正巧是您的专长，您怎么办？

建议：所讨论的问题是自己专长，并没什么不好。但要注意，一定要按教师指引要求，引导学生完成各项学习目标，切不可发挥专长，信马由缰；更不能按自己意愿进行“演讲”，让学生变成“听众”；也不能在讨论中总说“错了，应该这样、那样……”这就背离了 PBL 的要求。（吴丽萍）

问题 16. 小组中有学生向您反映您过度掌控小组讨论，而不让学生自己做决定，您怎么办？

建议 1：感谢学生提出意见，承诺在以后讨论中充分注意掌控度，同时，也会在小组讨论偏离主题时适当提醒。

建议 2：建议学生监督小组老师，当掌控过度时，给予提醒。（李伟中）

问题 17. 在学期第一次讨论中，学生向您提问课程将如何打分，您怎么办？

建议：告知学生，有统一的评分标准对学生 PBL 课前准备、讨论中表现进行评分。（李伟中）

问题 18. 学生不愿在公开场合给予小组老师表现以反馈，您怎么办？

建议 1：首先向他解释他的反馈不会影响小组老师对他的评分，并且还可以帮助小组老师在接下来讨论中做得更好。

建议 2：如果他仍然不愿意，也可以选择私下或者 E-mail 进行反馈。（李伟中）

第七部分　PBL 常用资源

一、中文参考书

1. 关超然，李孟智 . 问题导向学习之理念、方法、实务与经验：医护教育之新潮流 . 北京：北京大学医学出版社，2015.

2. 黄钢，关超然 . 基于问题的学习 (PBL) 导论：医学教育中的问题发现，探索，处理与解决 . 北京：人民卫生出版社，2014.

3. 徐平 . PBL 我们的思考与实践 . 北京：人民卫生出版社，2015.

二、英文参考书

1. Amador JA, Miles L., Peters CB. The practice of problem-based learning: a guide to implementing PBL on the college classroom. Bolton, MA: Anker Publishing Company, 2006.

2. Barrows HS, Tamblyn RM. Problem-based learning: An approach to medical education. New York: Springer, 1980.

3. Barrows HS. How to design a problem-bases curriculum for preclinical years. New York: Springer, 1985.

4. Davidson JE, Sternberg RJ. The psychology of problem solving. Cambridge: Cambridge University Press, 2003.

5. Lambros A. Problem-based learning in middle and high school classrooms: At teacher's guide to implementation. Thousand Oaks: Corwin Press, 2004.

6. Ronis DL. Problem-based learning for math & science: Integrating inquiry and the internet. 2nd ed. Thousand Oaks: Corwin Press, 2008.

7. Savin-Baden M. Problem-based learning in higher education: Untold stories. Philadelphia: SRHE and Open University Press, 2000.

8. Savin-Baden M., Wilkie K. Challenging research in problem-based learning. Berkshire: Open University Press, 2004.

9. Savin-Baden M., Howell Major C. Foundations of problem-based

learning. New York: Open University Press, 2004.

10. Savin-Baden M., Wilkie K. Problem-based learning online. New York: Open University Press, 2006.

三、网站

1. http://cll.mcmaster.ca/resources/pbl.html
2. http://cmucfd.cmu.edu.tw/pbl_01.html
3. http://www.studygs.net/pbl.htm